LUNETTES

ET

PINCE-NEZ

ÉTUDE MÉDICALE ET PRATIQUE

PAR

GEORGE J. BULL

DOCTEUR EN MÉDECINE DES FACULTÉS DE MCGILL (MONTRÉAL) ET DE PARIS

AVEC UNE INTRODUCTION

PAR

E. JAVAL

Membre de l'Académie de Médecine
Directeur du Laboratoire d'Ophtalmologie à la Sorbonne

Prix : 2 francs

PARIS

G. MASSON, ÉDITEUR

LIBRAIRE DE L'ACADÉMIE DE MÉDECINE
120, BOULEVARD SAINT-GERMAIN, 120

LUNETTES

ET

PINCE-NEZ

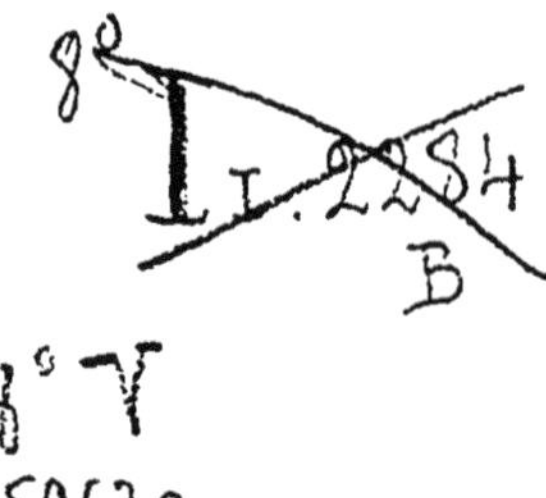

LUNETTES

ET

PINCE - NEZ

ÉTUDE MÉDICALE ET PRATIQUE

PAR

GEORGE J. BULL

DOCTEUR EN MÉDECINE DES FACULTÉS DE M°GILL, (MONTRÉAL), ET DE PARIS

AVEC UNE INTRODUCTION

PAR

E. JAVAL

Membre de l'Académie de Médecine
Directeur du Laboratoire d'Ophtalmologie à la Sorbonne

***

PARIS

G. MASSON, ÉDITEUR

LIBRAIRE DE L'ACADÉMIE DE MÉDECINE

120, BOULEVARD SAINT-GERMAIN, 120

—

1889

TABLE DES MATIÈRES

CHAPITRE II

MATIÈRE DES VERRES DE LUNETTES

CHAPITRE III

NUMÉROTAGE

CHAPITRE IV

POSITION DES VERRES PAR RAPPORT AUX YEUX

CHAPITRE V

MONTURES DES VERRES

CHAPITRE VI

OBSERVATIONS ET CONSEILS

INTRODUCTION

Quand l'oculiste a examiné les yeux d'un client et lui a prescrit des verres et quand il a vérifié la bonne exécution de sa prescription, sa tâche n'est pas terminée. Il lui reste à donner un grand nombre d'indications quant à la manière d'employer ces verres. Tous ces conseils, si nécessaires, sont fastidieux à répéter; en outre, ils risquent fort d'être oubliés par la personne qui les a reçus et cela d'autant plus que le médecin n'a pas le temps de dire le *pourquoi,* correspondant à chacun de ces conseils. Le livre de M. George J. Bull est destiné à servir de *memento* à nos malades, et je crois qu'il leur sera d'une grande utilité. Après avoir exercé près de vingt ans avec distinction en Amérique, M. Bull a eu la modestie de se faire mon collaborateur pendant un temps assez long pour s'assimiler entièrement mes procédés. Il a bien voulu me consulter sur le plan de ce petit livre, dont il m'a communiqué les épreuves.

Depuis quelques années, la connaissance plus précise de l'*astigmatisme* a amené une révolution complète dans l'oculistique. Il importe de faire savoir au grand public l'existence de ce défaut optique, plus fréquent que la myopie et que la presbytie, et qui se corrige au moyen de verres spéciaux, taillés sur mesure, d'après les indications de l'oculiste. C'est surtout aux innombrables personnes affectées d'astigmatisme que ce livre sera utile en leur faisant comprendre les précautions à prendre si elles veulent bénéficier de ces admirables verres que nous formulons en employant les ressources de l'ophtalmométrie, de l'optométrie et de la skiascopie.

M. Bull a donc bien fait d'insister sur l'*astigmatisme* et sur les moyens de le corriger. Quant aux autres sujets qu'il a dû aborder, il ne s'est pas contenté de faire une compilation : il a fait œuvre originale, et nos confrères de la spécialité liront certainement avec plaisir la partie où il est

traité de l'inclinaison des verres et de leur décentration. Je leur signale également celle qui est
consacrée aux verres périscopiques ainsi qu'un
paragraphe sur les pince-nez.

Aux lecteurs qui trouveraient trop concises les
indications contenues dans le *chapitre préliminaire*
je recommande le livre excellent et tout récent de
M. Imbert sur les anomalies de la vision. C'est
précisément parce qu'il avait sous les yeux le volume de M. Imbert, que M. Bull a jugé à propos
de condenser les notions d'optique de l'œil par
lesquelles il fallait nécessairement débuter.

A ceux qui voudraient acquérir des connais-
sances plus précises encore sur l'optique de l'œil,
je signalerai les *Études d'optique géométrique* que
M. Gariel vient de publier chez Nony (17, rue des
Écoles), et qui resteront longtemps le *vade mecum*
de l'oculiste de précision.

A côté des livres de M. Imbert et de M. Gariel,
celui de M. Bull occupera une place distinguée.
Nous prions nos confrères de nous signaler les
lacunes qu'ils y remarqueraient. Leurs observations seraient mises à profit si, comme je l'espère,
l'auteur était amené à publier une seconde édi-
tion.

Tel qu'il est, ce petit volume mérite d'être lu
et médité par les oculistes et les opticiens : mieux

encore que les malades, auxquels il est destiné, les hommes compétents sauront apprécier la précision et l'originalité de cet opuscule qui se recommande tout au moins par son utilité pratique.

E. JAVAL.

DES
VERRES DE LUNETTES

CHAPITRE PRÉLIMINAIRE

L'œil peut être comparé à la chambre obscure d'un appareil photographique; la cornée et le cristallin correspondent à l'objectif, et ont les mêmes propriétés, c'est-à-dire qu'ils servent à former l'image des objets extérieurs; la rétine correspond à la plaque sensible sur laquelle se peint cette image.

Accommodation.

Les divers objets que nous regardons n'étant pas à la même distance de l'œil, il en résulte que pour chaque objet l'œil doit se modifier de telle manière que l'image se forme sur la rétine; en un mot, l'œil doit s'accommoder aux diverses distances. Mais la mise au point, que le photographe obtient en allongeant ou en raccourcissant la chambre obscure, est obtenue dans l'œil au moyen d'une déformation du cristallin sous l'influence du muscle ciliaire, sans que la longueur de l'œil change.

Quand le muscle ciliaire est au repos, le cristallin est bombé le moins possible et l'œil est adapté pour recevoir les images des objets éloignés; quand le muscle ciliaire est fortement contracté, le cristallin devient plus bombé, et l'œil est accommodé à une distance relativement courte.

On appelle *punctum remotum* le point le plus éloigné pour lequel l'œil est adapté quand le muscle ciliaire est absolument au repos; *punctum proximum*, le point le plus rapproché pour lequel l'œil est accommodé quand le muscle ciliaire atteint son maximum de contraction.

L'espace compris entre ces deux points s'appelle le *parcours d'accommodation*. Si le punctum remotum est à une grande distance, que nous appelons l'*infini*, et si le punctum proximum est, par exemple, à dix centimètres de l'œil, nous disons que le parcours d'accommodation est compris entre 10 centimètres et l'infini.

La force totale dont dispose le muscle ciliaire pour changer la mise au point et passer du punctum remotum au punctum proximum, se nomme l'*amplitude d'accommodation*. On exprime, depuis Thomas Young, cette amplitude par le numéro de la lentille qui produirait le même effet.

Une lentille dont la distance focale principale est d'un mètre se nomme une dioptrie; elle est de deux dioptries si cette distance est d'un demi-mètre; elle est de trois dioptries si cette distance est d'un tiers de mètre, et ainsi de suite. Ainsi, nous disons que l'œil dont le parcours d'accommodation s'étend de l'infini à un point situé à 10 centimètres, a une amplitude d'accommodation de dix dioptries.

Mais l'amplitude d'accommodation subit avec l'âge des variations. En effet, les différentes parties de l'œil, mais plus particulièrement le cristallin, se modifient avec les années, l'amplitude d'accommodation diminue de plus en plus, et vers soixante-dix ans elle a presque entièrement disparu. Le changement commence de bonne heure, et ses progrès sont si réguliers que, connaissant l'amplitude d'accommodation d'un individu, nous pouvons, en général, à trois ou quatre années près, dire quel est son âge.

La table suivante montre la relation approximative qui existe entre l'âge et l'amplitude d'accommodation :

ANNÉES	AMPLITUDE D'ACCOMMODATION.
10	14
20	10
30	7
40	4,5
50	2,5
60	1
70	0

Cette variation de l'amplitude d'accommodation est la même pour tous les yeux; mais les inconvénients qui en résultent pour les diverses personnes diffèrent selon la position du punctum proximum.

Presbytie.

Dans la plupart de cas, il arrive qu'à mesure que l'on vieillit on est obligé d'éloigner de plus en plus les petits objets de l'œil afin de les voir distinctement. Lorsque la visibilité n'a lieu qu'à partir d'environ 30 centimètres, on dit que l'individu est *presbyte*.

Le presbyte, qui ne peut voir les petits objets qu'à une trop grande distance, doit se servir de verres convexes qui compensent par leur réfraction la diminution de l'amplitude d'accommodation et permettent au presbyte de voir et de lire sans fatigue à une distance moins grande. Un bon nombre de presbytes pensent qu'ils ont avantage à ne se servir de verres qu'à la dernière extrémité. Ils craignent de fatiguer leur vue et d'avoir à recourir trop tôt à des verres plus forts. Cette opinion ne repose sur aucun fondement. L'usage des verres ne contribue nullement à accélérer la presbytie et le presbyte qui se prive de leur secours, fatigue inutilement ses yeux par les efforts qu'il fait pour distinguer les objets.

On peut proportionner la force des verres au degré de la presbytie, attendu qu'il n'y a pas de danger à se servir de verres convexes trop forts, et même un peu plus forts qu'il ne serait nécessaire.

Emmétropie.

L'œil emmétrope est un œil dont les dimensions sont telles que les images des objets éloignés se peignent exactement sur la rétine quand le muscle ciliaire est complètement relâché. En d'autres termes, son punctum remotum est à l'infini.

L'emmétropie se rencontre rarement; c'est la condition optique idéale. Elle se transforme assez souvent en myopie, surtout sous l'influence des prédispositions héréditaires ou de l'habitude de regarder de trop près.

Quand l'emmétrope arrive à l'âge de quarante ans, il devient naturellement presbyte; à quarante-cinq ans, il a généralement besoin pour lire d'un verre convexe d'une dioptrie; à cinquante ans, d'un verre de deux dioptries, et plus tard de verres de trois ou quatre dioptries.

L'effet des verres convexes est de déplacer le parcours d'accommodation, car en portant le punctum proximum à un point suffisamment voisin de l'œil, ils rapprochent proportionnellement aussi le punctum remotum, de telle sorte que l'emmétrope qui est en même temps presbyte voit troubles les objets éloignés quand il les regarde à travers ses verres de presbyte, et est obligé de regarder par-dessus ses lunettes quand il veut voir distinctement les objets éloignés.

Myopie.

L'œil myope est un œil trop long. Sa rétine est trop distante de la cornée pour recevoir des images distinctes des objets lointains.

Chez le myope, le parcours d'accommodation est plus

près de l'œil que chez l'emmétrope de même âge, et la position du punctum remotum mesure le degré de myopie. Si le punctum remotum est à un mètre, la myopie est d'une dioptrie; s'il est à un cinquième de mètre, ou 20 centimètres, il est de cinq dioptries.

Pour corriger le défaut optique produit par la myopie, on a recours aux verres concaves. En effet, ces verres ont le pouvoir d'éloigner le parcours d'accommodation, tandis que les verres convexes ont celui de le rapprocher. Si l'on place un verre convexe d'une dioptrie devant un œil dont le punctum remotum est à l'infini, ce point se trouve donc transporté à un mètre de l'œil, qui devient ainsi artificiellement myope d'une dioptrie. Pour replacer le punctum remotum à une distance infinie, tout en maintenant le verre convexe, il suffit d'ajouter à celui-ci un verre concave d'une dioptrie. S'il s'agissait d'une myopie véritable, l'effet du verre concave correcteur serait identique.

Une croyance assez répandue est qu'il n'y a de myopes que ceux qui doivent regarder les objets de très près. C'est là une erreur regrettable et contre laquelle il importe de prémunir. En effet, au début, la myopie n'est jamais de plusieurs dioptries; elle commence à être d'une fraction de dioptrie, et ce n'est qu'après bien des années qu'elle arrive à quatre ou cinq dioptries, minimum nécessaire pour que le myope soit obligé de regarder de très près les objets. Il est difficile, il est vrai, de constater les premières phases de la myopie sans les moyens employés par l'homme de l'art, puisque le seul symptôme de cette infirmité dont le public puisse se rendre compte est la vision indistincte des objets éloignés, et que ce trouble visuel échappe généralement à l'attention de l'enfant myope, faute de point de comparaison. Beaucoup de personnes arrivent ainsi peu à peu, inconsciemment, à être myopes de trois ou quatre dioptries, alors que l'emploi judicieux de verres bien choisis et une hygiène appropriée eussent pu ralentir, si ce n'est arrêter, les progrès du mal.

Les enfants ne naissent pas myopes, sauf de très rares exceptions ; ils le deviennent avec l'âge, et le plus souvent parce qu'ils prennent l'habitude de lire et d'écrire à courte distance. La déformation de l'œil s'accroît par suite de cette mauvaise habitude.

Il y a un grand intérêt à arrêter le développement de la myopie, d'abord à cause du raccourcissement du parcours d'accommodation qui en résulte, ensuite parce que, à un certain degré, elle devient une véritable maladie, qui se manifeste par des taches atrophiques de la choroïde et un affaiblissement de la sensibilité de la rétine. Il arrive même, dans certains cas, que la rétine se décolle de la choroïde et que la cécité survient. L'œil myope n'est pas supérieur à l'œil emmétrope, comme on le croit vulgairement ; sa force n'augmente jamais ; elle a, au contraire, une très grande tendance à diminuer.

On entend souvent dire que la myopie et la presbytie sont deux affections opposées et incompatibles. Il n'en est rien. Le myope peut quelquefois être aussi presbyte.

Ainsi, quand la myopie n'est que d'une dioptrie, et par conséquent que le punctum remotum est à un mètre, le punctum proximum se déplaçant avec l'âge s'éloigne de l'œil au point que le sujet a besoin de verres de presbyte pour voir les objets rapprochés, tandis que des verres de myope lui sont utiles pour voir au loin.

L'état véritablement opposé à la myopie est l'hypermétropie.

Hypermétropie.

L'œil hypermétrope est un œil trop court, qui est forcé d'employer constamment son accommodation. En effet, en raison de la courte distance qui sépare la rétine de la cornée, les objets éloignés ne se peignent qu'indistinctement sur la rétine, de sorte que, pour les voir nettement, l'hypermétrope doit bomber son cristallin. Quant aux objets rapprochés, que l'emmétrope lui-même ne voit distinctement qu'au moyen de l'accommodation, l'hypermétrope doit faire pour les distinguer un effort encore plus grand. Il se fatigue donc plus vite et devient presbyte plus tôt.

Les symptômes de l'hypermétropie sont les suivants : de fréquents maux de tête, des douleurs dans le voisinage de l'œil, et des troubles visuels momentanés, tels que la disparition momentanée, ou la confusion des caractères au milieu d'une lecture. On observe aussi quelquefois des symptômes réflexes, comme par exemple une douleur à la nuque. Mais, chez les personnes d'une constitution robuste, ou dont les occupations n'impliquent pas l'application prolongée de l'œil sur des objets rapprochés, l'hypermétropie existe très souvent sans qu'aucun symptôme la révèle.

Ces symptômes disparaissent par l'usage de verres convexes, dont l'effet est de diminuer sensiblement le travail du muscle ciliaire, la convexité du verre tenant lieu de bombement du cristallin.

L'hypermétropie n'augmente pas sensiblement. Chez les jeunes enfants, on a même reconnu quelquefois qu'elle diminuait de façon à se transformer en emmétropie et, plus encore, en myopie, par suite d'un allongement de l'œil. On sait que beaucoup de myopes ont été hypermétropes pendant leur enfance.

Astigmatisme.

L'astigmatisme est causé par l'asymétrie de l'œil; le plus souvent il consiste en ce que les divers méridiens de la cornée n'ont pas la même courbure, et que par suite les rayons correspondant aux divers méridiens ne font pas leur foyer en un point unique. Mais la cause de l'astigmatisme réside aussi quelquefois dans le cristallin, qui par exemple peut être placé obliquement, et il peut se faire que les défauts de courbure de la cornée soient corrigés par l'astigmatisme en sens inverse du cristallin.

Jusqu'au commencement de ce siècle, l'astigmatisme était inconnu et pourtant, de tous les défauts optiques de l'œil, il est le plus fréquent. Il a été découvert en 1800 par Thomas Young dans l'un de ses yeux. Comme il regardait au moyen d'un optomètre une ligne qui allait de son œil à une certaine distance, il constata que la distance la plus éloignée de la vision distincte était sensiblement différente selon qu'il regardait la ligne à travers une fente verticale ou une fente horizontale.

Depuis Thomas Young, un certain nombre de personnes avaient remarqué l'existence de l'astigmatisme dans leurs yeux. Il fallut plus de cinquante ans pour que le colonel Goulier, alors professeur de topographie à l'École militaire de Metz, remarquât la fréquence de ce défaut sur lequel son attention fut attirée par les différences individuelles entre les élèves auxquels il enseignait le maniement des instruments. Il fit faire des lunettes pour un assez grand nombre de personnes et consigna ses observations dans un pli cacheté qu'il envoya à l'Académie des sciences le 12 juillet 1852.

Nous donnons ici (fig. 1) le fac-similé d'un tableau d'épreuves dont il faisait usage. La valeur de ce fac-similé est rehaussée par l'addition de quelques lignes écrites par M. Goulier sur l'exemplaire qui est entre les mains de M. Javal depuis 1866.

La plupart des astigmates ne s'aperçoivent pas du défaut de leurs yeux à l'apparence défectueuse que devraient prendre les objets. Mais ils peuvent ressentir beaucoup d'autres symptômes, résultant de la fatigue à laquelle est soumis le muscle ciliaire. Ce sont d'abord les mêmes que ceux de l'hypermétropie; et en outre les blépharites, les blépharospasmes, les conjonctivites, et, selon quelques auteurs, peut-être même le glaucome (Martin et Pfalz), et la cataracte (Vacher). Dans des cas exceptionnels, l'astigmatisme a pour effet de déformer les images des objets. Par exemple, les lignes verticales

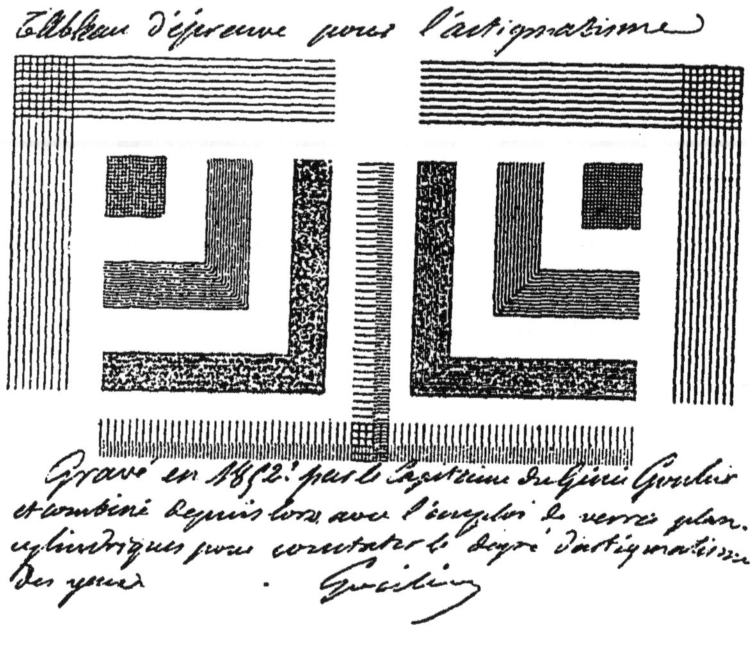

Fɪɢ. 1

échapperont à certains astigmates, tandis que les lignes horizontales ou obliques échapperont à d'autres. Tel, dans un navire, distinguera mieux les mâts que les vergues, et réciproquement. Même dans ce cas, le sujet ne se doute pas de son infirmité, parce qu'il ne lui vient pas à l'idée que les objets doivent être vus autrement qu'il ne les aperçoit.

En raison de la tension de l'accommodation et de l'affaiblissement de l'acuité visuelle qui forcent quelquefois l'astigmate à approcher son œil de trop près des objets qu'il veut voir, l'astigmatisme peut être une cause de myopie.

Le plus souvent l'astigmatisme est congénial; dans ce cas, il est sensiblement stationnaire dans le cours de la vie. Il peut survenir aussi à la suite de certaines opérations dans lesquelles la cornée a été coupée, et résulte alors de la distension des tissus qui forment la cicatrice.

L'astigmatisme ne peut être guéri, mais on peut le combattre par l'emploi de verres cylindriques appropriés.

Examen de la vue.

Dans son cabinet, l'oculiste détermine chez les sujets le degré de myopie, d'hypermétropie et de presbytie, en leur donnant à regarder à certaines distances des séries d'objets de forme et de grandeur différente, notamment des caractères de l'alphabet, et en employant les verres que suggèrent les réponses des clients. D'après un procédé semblable, il détermine la présence de l'astigmatisme et la direction dans laquelle il faut placer l'axe du verre correcteur. Il examine chaque œil séparément afin de se rendre exactement compte des particularités de chacun, parce qu'il existe souvent des différences entre les deux yeux.

L'exactitude de l'examen, principalement chez les jeunes gens, pourrait être quelquefois compromise par

un effort d'accommodation inconscient qui
aurait pour effet de faire paraître le punctum
remotum plus près qu'il ne l'est réellement,
et qui dissimulerait souvent de l'astigmatisme ou de l'hypermétropie. Aussi, en pareil cas, peut-il être nécessaire d'instiller
une solution d'atropine entre les paupières;
en effet, l'atropine possède la propriété de
relâcher à peu près complètement le muscle
ciliaire. Il ne faut toutefois recourir à ce
moyen que quand l'utilité en paraît incon-
testable, parce qu'en général les effets de
l'atropine, se prolongeant pendant huit ou
dix jours, deviennent très gênants. Mais,
grâce à d'autres alcaloïdes, on peut obvier
aujourd'hui à cet inconvénient.

A l'effet de faciliter l'examen de la vue,
de le rendre moins long, moins pénible, et
de simplifier les calculs nécessaires, on a
imaginé un grand nombre d'optomètres.
Nous allons nous borner à décrire briè-
vement celui dont nous sommes l'auteur (1).

Cet optomètre (fig. 2 et 3) consiste en une
série de petits dominos fixés à des distances
déterminées, et qu'on peut regarder à travers un œilleton placé au-dessus de l'ex-

(1) L'instrument est fabriqué par la *Société des lunetiers*, 6, rue Pastourelle, Paris.

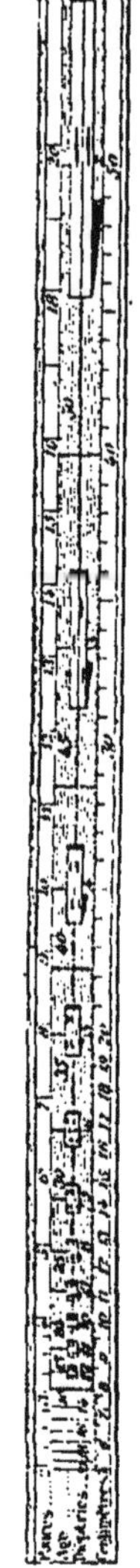

Fig. 2. Fac-si-
milé réduit des
tracés de l'op-
tomètre mon-
trant l'image
des dominos fi-
gurés. (Réduit
au quart.)

trémité de la règle qui les supporte. Grâce à un certain nombre de verres, dont est pourvu l'œilleton, le parcours de l'accommodation du malade peut être

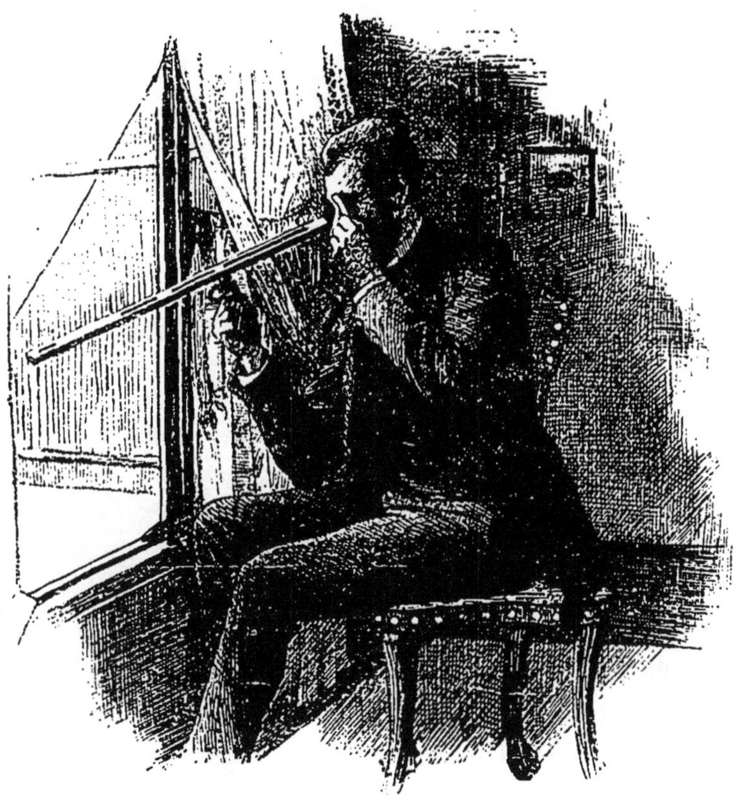

Fig. 3. — Manière de se servir de notre optomètre.

amené sur la ligne des dominos, et la position du punctum remotum et du punctum proximum peut être rapidement déterminée.

L'instrument porte aussi un cadran à figure étoilée

qu'on peut faire glisser sur la
règle, et qui sert à mesurer l'astigmatisme.

Nous donnons également une
figure représentant l'optomètre
de M. Javal (fig. 4).

Examen de l'œil.

Il est souvent difficile au sujet de donner à l'oculiste des
réponses satisfaisantes sur les
résultats comparés des verres
qu'on lui donne à essayer. Aussi
est-il important d'avoir à sa disposition d'autres moyens de
s'assurer de l'état de
la réfraction. A cet
effet, on a inventé plu-
sieurs instruments dont les
plus importants sont l'ophtalmomètre et l'ophtalmoscope ; ils font l'un et l'autre
la gloire de Helmholtz, leur inventeur.
Nous devons le premier ophtalmomètre
pratique à MM. Javal et Schiötz (V. fig. 5) :
c'est une lunette d'environ 25 centimètres de foyer, à travers
lequel l'oculiste re-

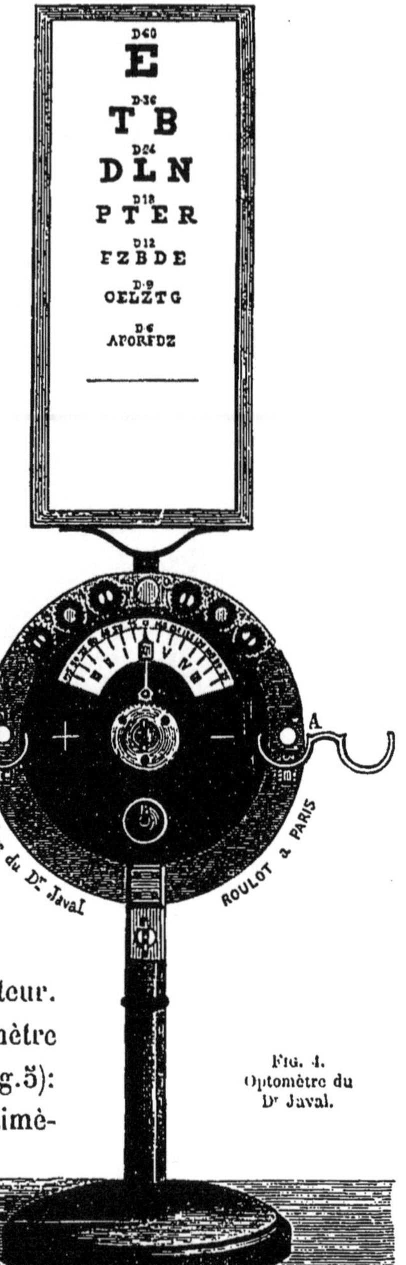

Fig. 4.
Optomètre du
Dr Javal.

garde la cornée du sujet, et observe les images réfléchies d'objets brillants situés à droite et à gauche (1). Grâce à cet instrument, l'oculiste peut mesurer le degré de l'astigmatisme cornéen, la forme la plus commune de cette infirmité.

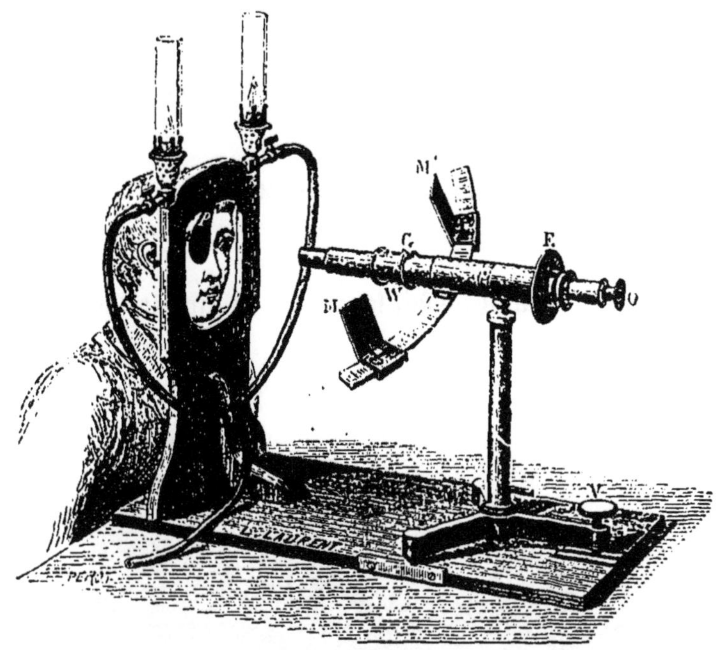

Fig. 5. — Ophtalmomètre de Javal et Schiötz.

À l'aide de l'ophtalmoscope, on vérifie l'exactitude des résultats obtenus avec l'examen de la vue. L'ophtalmoscope se compose d'un miroir percé d'une petite ouverture à travers laquelle l'oculiste regarde le fond de l'œil qui se trouve éclairé par la lumière d'une lampe voisine reflétée sur le miroir.

(1) « L'ophtalmomètre de Javal et Schiötz est incontestablement le plus grand progrès qui ait été fait en ophtalmologie depuis l'invention de l'ophtalmoscope. » Swan Burnett, *Astigmatism*.

CHAPITRE PREMIER

FORMES DES SURFACES DES VERRES DE LUNETTES

La matière dont on fait les verres de lunettes est débi-

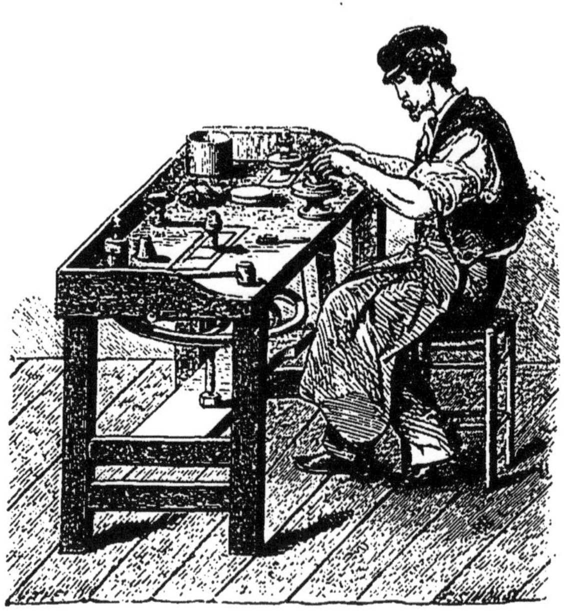

Fig. 6.

tée en forme de disques ou de plaques, et est travaillée

sur la surface d'outils en bronze avec de l'émeri mouillé, jusqu'à ce que le verre s'adapte exactement à la forme de ces outils (fig. 6). L'outil creux sur lequel

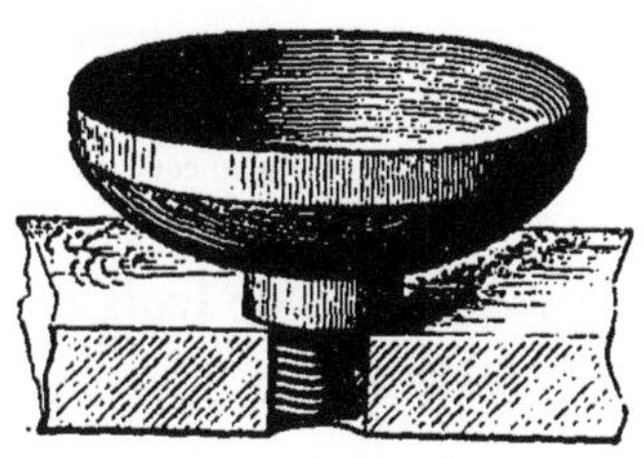

Fig. 7. — Le bassin.

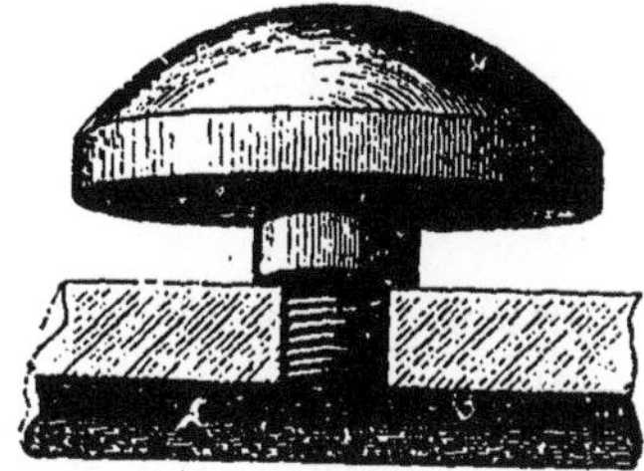

Fig. 8. — La balle.

on fait des verres convexes s'appelle le *bassin* (fig. 7) ; l'outil bombé sur lequel on fait des verres concaves s'appelle la *balle* (fig. 8).

Verres sphériques.

Les verres sphériques sont ou biconvexes ou biconcaves, plan-convexes ou plan-concaves, ou périsco-

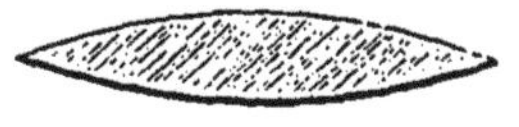

Fig. 9. — Verre biconvexe.

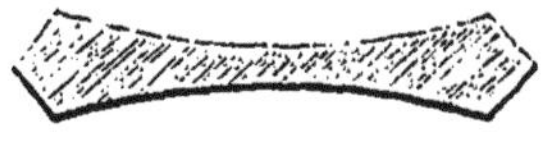

Fig. 10. — Verre biconcave.

piques. Les verres biconvexes (fig. 9) et biconcaves (fig. 10) ont la même courbure sur les deux faces ; ce sont eux qui sont ordinairement prescrits. Les verres biconvexes très forts sont dits *verres à cataracte*, parce qu'on ne les emploie comme verres de lunettes qu'après l'opération de la cataracte (1). Les verres plan-sphériques (fig. 11 et 12) se trouvent également dans le commerce, mais la qualité en est généralement très

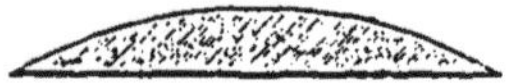

Fig. 11. — Verre plan-convexe.

Fig. 12. — Verre plan-concave.

mauvaise. Dans les verres plan-convexes de troisième qualité, nommés koylos, la surface plane n'est pas même travaillée, et le foyer n'est jamais régulier.

Verres périscopiques.

Les verres *ménisques* ont une surface convexe et l'autre concave; quand la première a une courbure plus forte que la seconde, ils sont dits convexes (fig. 13); dans le cas contraire, ils sont dits concaves (fig. 14). On les a

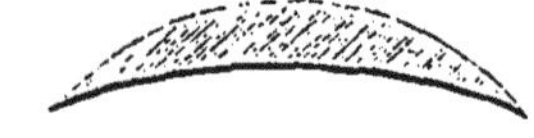

Fig. 13. — Verre périscopique convexe.   Fig. 14. — Verre périscopique concave.

employés comme verres de lunettes depuis le xviiie siècle, en tournant du côté de l'œil tantôt la face convexe, tantôt la face concave. Sous le nom de verres *périsco-piques*, la face concave étant tournée vers l'œil, Wollas-

(1) Cette opération consiste à enlever le cristallin ; il est donc nécessaire de remplacer cette lentille convexe naturelle par une lentille convexe artificielle de force correspondante. Naturellement, si l'opéré était myope avant l'opération, il aura besoin d'un verre d'autant moins convexe qu'il était plus myope.

ton (1) propagea l'usage des verres ménisques à partir de
1804. « Les personnes, dit-il, qui emploient des lunettes,
surtout à court foyer, ont dû remarquer que les objets ne
leur paraissent bien distincts que lorsqu'elles les voient
par la partie centrale du verre ; quand la ligne visuelle est
très inclinée par rapport aux surfaces des verres, les
objets paraissent contournés, et ce défaut est d'autant
plus sensible que la ligne visuelle est plus inclinée. »
Pour remédier à ces imperfections, il proposa l'emploi
de verres ayant la forme d'un ménisque ou croissant,
assez courbés pour que la ligne visuelle pût toujours
rencontrer leurs deux surfaces presque normalement.
Mais il paraît que les verres construits par Dollond
d'après les instructions de Wollaston étaient fort différents de ceux de la forme proposée. Jones (2), opticien
de Londres, ayant examiné ces verres, constata que la
courbure de la surface tournée vers l'œil était si faible,
qu'on aurait pu les prendre pour des verres plan-convexes.

De notre côté, en examinant un grand nombre de
verres dits périscopiques, nous avons remarqué que la
surface la moins courbée a généralement un rayon de
courbure de 25 à 50 centimètres et que la courbure
de l'autre surface est déterminée de manière à obtenir
la force réfringente désirée.

Il est évident que ces verres diffèrent beaucoup de
la forme proposée par Wollaston, et qu'ils ne sont

(1) *Philosophical Magazine*, XVII, 1803, p. 327.
(2) *Ibid.*, XVIII, 1804, p. 165.

pas aussi périscopiques qu'ils pourraient l'être (1).

Nous pouvons, néanmoins, trouver quelque avantage à prescrire ces verres quand nous avons besoin de verres très convexes. On a observé chez les opérés de cataracte qui se plaignent quelquefois de ce que le sol leur paraît bombé à travers les verres biconvexes, que cet effet est neutralisé par l'usage des verres périscopiques de même force. Dans les autres cas, la supériorité de ces derniers n'est pas démontrée.

Il existe un défaut de l'œil, l'*aberration de sphéricité*, variable avec les diverses personnes, qui pourrait être corrigé au moyen d'un verre dont les deux surfaces sphériques seraient différentes. Le calcul et l'expérience ayant prouvé que l'aberration de sphéricité des verres périscopiques est en proportion inverse avec leurs

(1) Il serait intéressant de formuler de nouvelles règles pour la construction des verres périscopiques. L'apparence trouble des objets vus à travers les parties périphériques des verres ordinaires est causée en grande partie par le fait que les rayons qui traversent obliquement une lentille sphérique donnent des images déformées comme s'ils traversaient une lentille sphéro-cylindrique (voy. p. 51). La plus grande obliquité du regard, quand les lunettes sont bien placées devant les yeux, ne dépasse pas 25 ou 30 degrés, obliquité qui, comme notre table, p. 50, le démontre, ne produit pas un mauvais effet avec les verres faibles. Mais avec les verres de trois dioptries, et au-dessus, il serait à désirer que l'on trouvât une forme permettant de voir distinctement à travers les bords aussi bien qu'à travers le centre.

Si l'on essayait de faire un verre qui eût une forme telle que l'œil en se déplaçant derrière lui en rencontrât toujours une partie ayant ses deux surfaces perpendiculaires à la ligne visuelle, il est évident que les courbures des deux surfaces seraient concentriques et auraient pour centre le centre de rotation de l'œil. Mais cette forme n'est réalisable que pour des verres concaves faibles, à cause de l'épaisseur nécessaire; avec des verres forts, nous ne pouvons espérer qu'approcher de cette forme idéale.

rayons de courbures, tout en conservant une même réfringence, la correction de ce défaut de l'œil paraît possible au moyen d'un verre périscopique produisant une aberration de sphéricité en sens inverse. Il est possible que les personnes qui sont mécontentes de leurs verres périscopiques éprouvent une diminution de la vision directe à la suite d'une augmentation de l'aberration de sphéricité de leurs yeux causée par ces verres. On dit, en effet, que quelques personnes voient mieux à travers leurs verres ménisques en tournant la surface convexe vers l'œil.

Verres cylindriques.

Les verres cylindriques sont ceux dont une des surfaces a une courbure cylindrique, convexe ou concave,

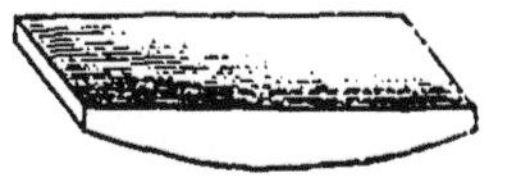

Fig. 15. — Verre plan-cylindrique convexe.

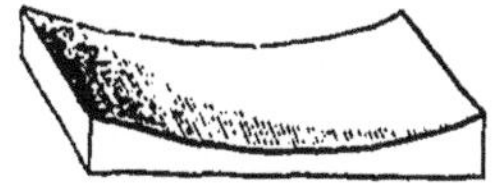

Fig. 16. — Verre plan-cylindrique concave.

l'autre pouvant être cylindrique, sphérique ou plane. Pour les fabriquer, on se sert d'outils également cylindriques. Les figures 15 et 16 représentent des verres plan-cylindriques. Une surface cylindrique a son axe parallèle à la génératrice du cylindre, c'est-à-dire perpendiculaire à la ligne de plus grande courbure. Dans les figures 17 et 18, l'axe est représenté par la ligne pointillée.

Airy le premier, en 1827, indiqua l'usage des verres cylindriques pour corriger l'astigmatisme.

Actuellement les verres cylindriques sont fabriqués généralement sous la forme de plan-cylindres; les op-

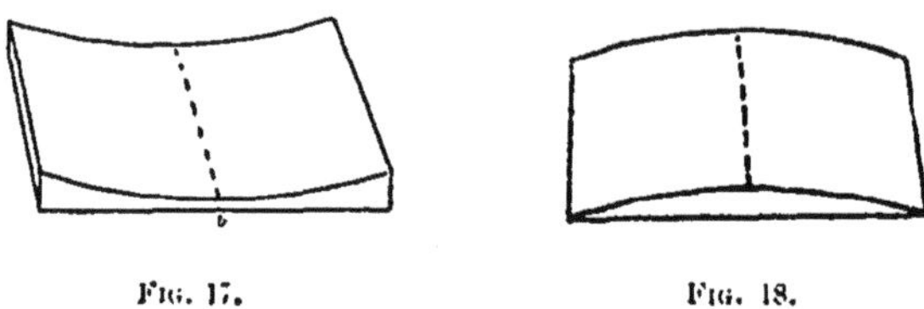

Fig. 17.   Fig. 18.

ticiens peuvent alors donner à la surface plane la courbure sphérique nécessaire.

Quelques médecins prescrivent des verres dits *cylindres croisés* ou à la *Chamblant* (fig. 19), c'est-à-dire

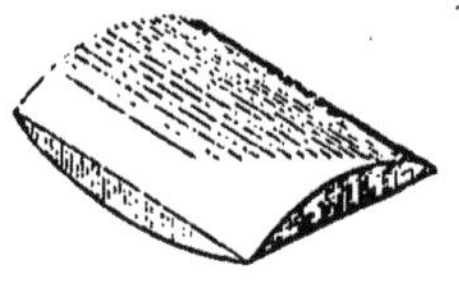

Fig. 19.

cylindriques sur les deux faces, l'axe d'une surface étant perpendiculaire à celui de l'autre. Ces cylindres peuvent être tous deux convexes ou concaves, ou l'un convexe et l'autre concave. Les cylindres croisés sont d'une construction difficile et il arrive que, même après avoir pris beaucoup de soin pour les établir, les deux axes ne sont pas perpendiculaires l'un à l'autre. Il n'y a pas de raison sérieuse de prescrire des verres de cette sorte, attendu que le même effet optique peut être plus facilement obtenu avec des verres sphéro-cylindriques de force équivalente, ou avec les verres toriques dont nous parlerons plus loin.

Verres sphéro-cylindriques.

Les verres sphéro-cylindriques sont ceux dont les surfaces sont l'une sphérique et l'autre cylindrique. Ils sont employés pour corriger l'astigmatisme.

La surface cylindrique, de même que la surface sphé-

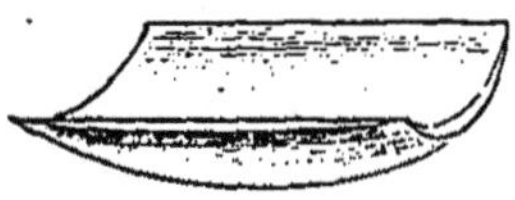

Fig. 20. — Verre sphéro-cylindrique convexe.

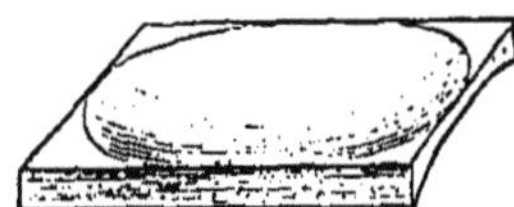

Fig. 21. — Verre sphéro-cylindrique concave.

rique, peut être convexe ou concave. On peut obtenir ainsi quatre combinaisons. Il est très facile de transformer les combinaisons de verres cylindriques convexes en verres cylindriques concaves, par exemple : un verre cylindrique *convexe* de deux dioptries, combiné avec un verre sphérique convexe de trois dioptries, peut être remplacé par un verre cylindrique *concave* de deux dioptries, combiné avec un verre sphérique convexe de cinq dioptries. On peut ainsi employer dans tous les cas les cylindriques concaves : par ce moyen, le cylindre étant placé du côté de l'œil, on obtient dans le cas d'hypermétropie un certain effet périscopique, et on évite les confusions perpétuelles qui se produisent soit chez l'oculiste, soit chez l'opticien, qui oublie de mettre les axes des verres cylindriques convexes dans une position perpendiculaire à celle qui convient pour les concaves.

Verres toriques.

Les verres toriques sont ceux dont une des surfaces est un segment de la zône équatoriale d'un tore. Le tore (latin *torus*) est la surface engendrée par un cercle qui tourne autour d'une droite située dans le plan du cercle. Tout le monde connaît le tore, le gros anneau que l'on place à la base des colonnes, dont le profil en saillie forme une demi-circonférence entière. La surface de cet anneau a sa courbure la moins forte dans le sens horizontal, et la plus forte dans le sens vertical.

On rend les verres toriques en usant leur surface contre un outil ayant la forme de la zone équatoriale d'un de ces anneaux, suivant un mouvement horizontal et circulaire; ou bien, le verre restant fixe, il peut être usé par un outil spécial animé d'un mouvement de balancier.

En raison de la différence de courbure des deux méridiens, xx' et yy' (fig. 22), correspondant à la différence entre les rayons r et r', un verre dont une surface serait torique concave, et l'autre plane, agirait comme un verre concave dans les deux méridiens, mais plus fortement dans l'un que dans l'autre; l'effet total serait alors égal à celui d'un verre cylindrique concave combiné avec un verre sphérique concave. En travaillant la surface. plane de ces verres sur un outil sphérique, on arrive à faire des verres équivalents à toutes les combinaisons dans lesquelles entrent les verres cylindriques.

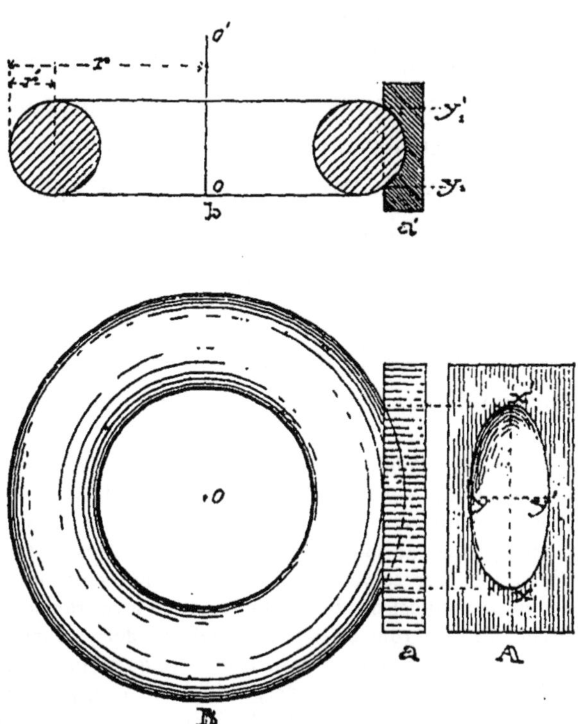

Fig. 22.

Les verres toriques paraissent présenter sur les verres sphéro-cylindriques l'avantage d'être plus périscopiques.

Suscipi, opticien de Rome, a été, peut-être, le premier qui ait corrigé un astigmatisme au moyen d'un verre torique. L'histoire en a été ainsi rapportée (1) :

(1) *Annales d'oculistique*, 1866, t. LV, p. 107.

« M. Cassas, peintre d'histoire, travaillait en 1818 dans l'atelier de M. Gros. Il constata avec désespoir que le maître ajoutait toujours des traits horizontaux sur ses dessins : il étudia soigneusement le défaut de sa vue, et, dans ses voyages, demanda à tous les opticiens et à tous les physiciens qu'il rencontra, de lui procurer des verres qui lui permissent de voir les lignes horizontales. Ce n'est que vers 1840 ou 1844 qu'un opticien de Rome, Suscipi, lui tailla des verres qui corrigeaient passablement son astigmatisme. Ces verres, convexes sphériques sur la face antérieure, présentaient du côté de l'œil une surface de tore concave. »

En février 1877, M. Georges Poullain (1) a présenté à

(1) Nous devons à l'obligeance de M. Poullain les intéressants renseignements suivants sur la fabrication des verres toriques : « L'appareil que j'ai présenté à l'Association française pour l'avancement des sciences permet de faire tous les numéros correspondant à la série cylindrique. Il se compose d'une roue montée perpendiculairement sur un axe auquel on donne une rotation assez rapide. Sur la circonférence de cette roue on dépose de l'émeri délayé dans l'huile, qui permet à cette roue de mordre dans le verre qu'on lui présentera. Ce verre est fixe sur un montant perpendiculaire à un plan parallèle à l'axe qui porte la roue. Ce plan peut lui-même tourner autour d'un axe situé dans le même plan que la roue. La distance du montant qui porte le verre à ce dernier axe est variable. Le verre peut donc décrire une circonférence plus ou moins grande, et la roue ayant un rayon constant, on peut obtenir les différents numéros analogues à ceux de la série cylindrique. En employant une roue plus petite on pourra obtenir, en modifiant la distance du montant à l'axe, une nouvelle série de verres dont les courbures seront plus grandes, tout en ayant les mêmes foyers; ces verres seront plus périscopiques.

J'ai pu ainsi, pour mon usage personnel, essayer des verres dont la surface sphérique antérieure avait 3 pouces, 2 pouces, 1 pouce et demi, 1 pouce de rayon. Ceux que je porte en ce moment ont 1 pouce et demi de rayon de courbure antérieure. Ces verres ont, comme l'a observé sur lui-même M. le docteur Javal, l'avantage de donner sur l'Association française pour l'avancement des sciences un appareil donnant une méthode pour fabriquer les verres toriques concaves. Il a fabriqué pour son usage personnel des verres ayant une surface torique concave près de l'œil et l'autre surface sphérique convexe d'un pouce et demi de rayon. Au moyen de ces verres, il corrigeait son hypermétropie de 3,5 dioptries et son astigmatisme de 2 dioptries. Il se propose de faire prochainement à ce sujet une communication scientifique.

En juillet 1885, M. le docteur G. C. Harlan a présenté au congrès de l'American Ophthalmological Society (1) une série de verres toriques fabriqués par M. I.-L. Borsch, de Philadelphie. Quant à l'utilité de ces verres, nous ne pouvons que citer le fait suivant : M. Javal a porté, depuis deux ans, des verres toriques de M. Borsch, qui produisent l'effet d'un verre sphérique convexe de 2,25 dioptries, combiné avec un verre cylindrique convexe de 2,25 dioptries. Il s'en est très bien trouvé, et il assure que le champ de la vision distincte quand les yeux se déplacent derrière les lunettes, est notablement plus grand avec ces verres qu'avec les sphéro-cylindriques correspondants. On voit, en effet, à

les bords des images beaucoup plus nettes que les verres cylindriques correspondants. Mais à côté de cet avantage ces verres à fortes courbures présentent un réel inconvénient dû à l'aberration sphérique. J'étudie en ce moment le moyen de faire disparaître ce défaut, et j'ai imaginé dans ce but un appareil permettant d'arriver à l'annuler presque entièrement. Je ne puis en dire davantage sur ce sujet. J'attends que la pratique ait donné le dernier mot. »

(1) *Transactions of the American Ophthalmological Society*, 1885, p. 96.

peu près aussi bien à travers les bords qu'à travers le centre.

Verres hyperboliques.

Il existe une anomalie de l'œil humain qui s'appelle kératocone ; la cornée a dans ce cas une forme pointue, sa courbure étant plus grande au milieu que vers les bords. M. Rachlmann (1) a essayé de corriger le vice de réfraction qui en résulte en donnant aux verres une surface hyperboloïdique ; les résultats obtenus n'ont pas été satisfaisants jusqu'ici à cause de l'irrégularité de la forme de la cornée et des grandes difficultés que présente la fabrication de ces verres.

De son côté, M. de Wecker, dans le même but, a fait tailler la surface postérieure des verres en plusieurs zones concentriques, dont la concavité augmente en approchant du centre. Nous ne savons si M. de Wecker a réussi à corriger l'astigmatisme irrégulier causé par le kératocone au moyen de ces verres, dits *coniques;* mais nous doutons que l'on puisse obtenir ainsi un résultat tout à fait satisfaisant. Car, si, grâce au nombre et à la diversité des courbures, il y a un point du verre qui convient à l'œil, il est à peu près certain que les autres points ne lui conviendraient pas, et le soulagement sera extrèmement précaire.

(1) Gläsercorrection bei Keratoconus. Bericht der ophthalm. Gesellsch. zu Heidelberg, 1879.

Verres prismatiques.

On appelle prisme un verre dont les deux surfaces font entre elles un certain angle; la ligne d'intersection de ces surfaces est désignée par les oculistes sous le nom

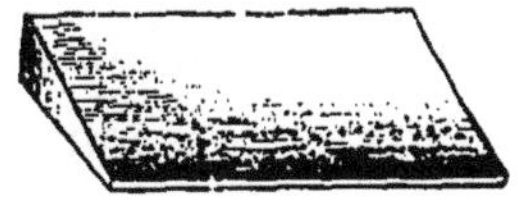

Fig. 23. — Verre plan-prismatique.

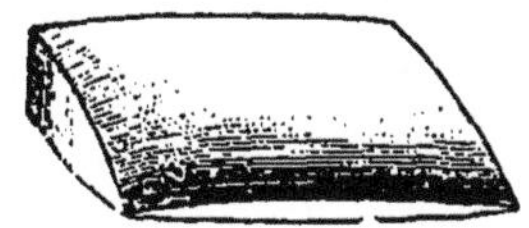

Fig. 24. — Verre convexe prismatique.

de *sommet*, et la partie opposée sous celui de *base*. Le prisme jouit de la propriété de déplacer dans la direction de son sommet les images des objets que l'on re-

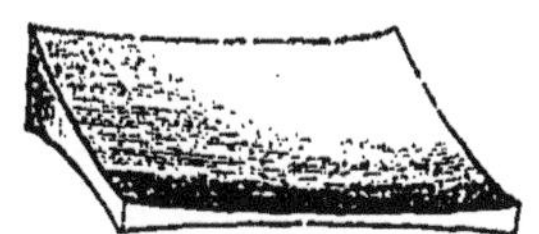

Fig. 25. — Verre concave prismatique.

garde au travers. Le degré de déplacement est égal à environ la moitié de l'angle du prisme. On emploie principalement les prismes pour remédier à une légère insuffisance des muscles. Par exemple, si les muscles qui servent à faire converger les yeux sur un objet rapproché sont fatigués, et que les yeux montrent une tendance à loucher en dehors, on dit que l'usage des prismes dont la base est tournée du côté du nez peut être de quelque utilité; les images seraient en effet déplacées de façon qu'une convergence moindre serait nécessaire et que les muscles, moins fatigués, rempliraient mieux leurs fonctions. On nous permettra d'exprimer quelque doute sur l'importance des résultats que l'on peut obtenir ainsi. L'angle des prismes montés en lunettes varie de 1 à 6 ou 8 degrés; des prismes plus forts seraient trop lourds pour être commodément portés. Ceux dont on peut se servir ne sont donc capables de corriger qu'un faible degré d'insuffisance musculaire. Aussi croyons-nous qu'il ne faut pas les prescrire à tout propos, comme certains médecins ont été entraînés à le faire.

Ils ne sont guère d'une efficacité réelle que dans certains cas de strabisme, quand la déviation des yeux du malade n'est que de quelques degrés et qu'il suffit d'un léger supplément de force musculaire pour arriver à fusionner les images qui autrement resteraient doubles. On emploie en général des prismes plans, mais ils peuvent être aussi sphériques ou cylindriques.

CHAPITRE II

MATIÈRE DES VERRES DE LUNETTES

Le verre employé pour la fabrication des verres de lunettes est le verre à vitres en feuilles.

Il est fait de silicates de soude et de chaux mélangés d'alumine et quelques oxydes métalliques.

Contrairement à l'opinion générale, le crown-glass est à peu près exclusivement employé pour les lunettes de spectacle, les longues-vues astronomiques, etc. On ne le taille pour les verres de lunettes que sur commande spéciale; il se compose de silicates de potasse et de chaux.

Le flint-glass, dont nous parlerons un peu plus loin, n'est employé que pour les lentilles achromatiques; il est composé de silicates de potasse et de plomb.

Le verre à vitres de la première qualité est l'objet d'une fabrication spéciale pour l'obtenir plus blanc et sans défauts. Il doit être dur, homogène, sans bulles ni stries, et presque incolore. Quand on désire des feuilles épaisses, pour les numéros forts par exemple, on emploie la glace de Saint-Gobain.

Les verres de lunettes de la *première* qualité, dite *extra-blanche*, ont l'avantage d'être d'une extrême blancheur; mais les verres vendus sous le nom de *fins* et d'*extra-fins* sont optiquement aussi parfaits comme matière, travail, polissage et foyer. Dans les verres *demi-fins* ou de la *deuxième* qualité, on trouve des bulles ou autres défauts. Les verres de la *troisième* qualité, les *koylos*, sont très inférieurs, ne sont travaillés que d'un seul côté et avec peu de soin, et leur foyer n'est jamais bien régulier.

On ne doit se servir que de la première qualité.

Verres en cristal de roche.

Les verres de cristal de roche ont, sur ceux qui sont faits avec du verre à vitres, l'avantage d'être plus durs et moins facilement rayables. Ils sont aussi meilleurs conducteurs de la chaleur, et on dit que la vapeur ou buée qui peut les voiler momentanément, quand on entre par exemple dans une salle de bains, disparaît plus rapidement. Mais cette remarque nous paraît fort sujette à caution; car, dans nos expériences personnelles sur ce point, nous n'avons remarqué aucune différence à ce sujet entre le cristal de roche et le verre ordinaire. On entend souvent dire que le cristal de roche produit sur les yeux un effet rafraîchissant; mais cette assertion ne nous paraît pas justifiée.

D'un autre côté, il est certain que le cristal de roche
jouit de la propriété de la double réfraction, ce qui le
rend impropre aux usages de l'optique si l'on ne prend
pas la précaution de le tailler avec un soin tout particulier, de façon que l'axe des verres corresponde à l'axe
du cristal (fig. 26). Naturellement, le cristal est ra-

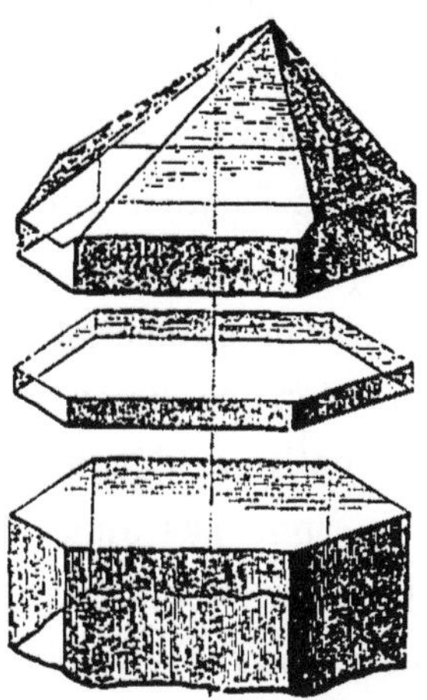

Fig. 26. — Cristal de roche taillé *à l'axe.*
(D'après Arthur Chevalier, *Manuel de l'étudiant oculiste.*)

rement assez parfait pour qu'il puisse être taillé perpendiculairement à l'axe, et, par esprit d'économie,
pour tirer partie de la matière première, les opticiens
la taillent dans toutes les directions, de sorte que, dans
le commerce, il ne se trouve que peu de verres répon-
dant aux conditions voulues. Ils y sont désignés par des
étiquettes *à l'axe* et *non à l'axe.* Ces derniers ne sont
naturellement pas taillés à l'axe; mais, ce qui est fâ-
cheux, il arrive souvent que les premiers ne le sont pas

non plus. Pour notre part, nous en avons examiné un grand nombre avec l'appareil de Norremberg en lumière parallèle et en lumière convergente et nous avons trouvé que plus de la moitié de ceux qui portaient l'étiquette *à l'axe* étaient taillés de façon que la position de leur axe comportait des erreurs de 10 à 75 degrés. De plus, nous avons reconnu sur les bords des défauts connus des ouvriers sous le nom de *macles* ou *stries* et produits par des cristaux intérieurs cristallisés suivant un autre plan. Ces défauts se trouvent parfois au centre même de la lentille. La fréquence de ces imperfections tient peut-être à ce que les opticiens ne possèdent, pour la vérification de leurs verres en cristal de roche, que des pinces à tourmaline trop opaque et de qualité trop inférieure pour leur permettre de découvrir tous les défauts. En effet, ceux-ci ne sont pas apparents et échappent à l'observation à l'œil nu. Même en regardant à travers les verres que nous avons reconnus les plus défectueux, on ne peut pas apercevoir de doubles images.

En résumé, nous pensons qu'on devrait préférer le verre à vitres au cristal de roche, à moins qu'on ne prenne auparavant le soin de le bien vérifier.

Verres achromatiques.

On a essayé de construire des verres de lunettes achromatiques en combinant un verre de flint et un verre de crown. Les avantages qu'on en obtient ne sont pas grands, l'aberration chromatique des verres de lunettes ordinaires n'étant pas assez forte pour être bien gênante. Les verres achromatiques ne pourraient avoir quelque importance que s'il fallait recourir à des verres convexes très forts, comme ceux que l'on prescrit aux opérés de cataracte. Nous devons aussi noter qu'ils ont l'inconvénient d'être lourds, de perdre de la lumière, et de se décoller facilement.

On pourrait aussi construire des verres de lunettes qui corrigeraient l'aberration chromatique de l'œil. Dans le cas de myopie, cela pourrait se faire en taillant les verres correcteurs simplement en flint; dans les autres cas, il faudrait employer tantôt une combinaison d'un verre en flint et d'un verre en crown, tantôt seulement des verres en crown. Autant que nous sachions, l'essai n'a pas encore été fait; il est pourtant probable qu'il donnerait des résultats satisfaisants.

Verres colorés.

Dans les pays où l'éclat de la lumière du soleil sur la neige ou sur le sable peut faire mal aux yeux, il peut être très utile de porter des verres bleus ou fumés. De même les personnes exerçant certaines professions, les verriers et les fondeurs par exemple, sont exposées à une telle intensité de lumière artificielle, qu'elles sont obligées de porter des verres plus ou moins opaques; des plaques de verre très foncées sont même nécessaires aux ouvriers pendant certains travaux faits au moyen de l'arc électrique.

Même quand la lumière du jour n'est pas trop brillante pour les yeux ordinaires, elle peut être très gênante pour certaines personnes, telles que celles qui sont sous l'influence de la belladone, médicament qui empêche la pupille de se contracter et laisse entrer les rayons lumineux en trop grande quantité. Il faut alors parfois, surtout si la lumière est vive, protéger la vue

Fig. 27. — Coquille.

par des verres bleus ou fumés, jusqu'à ce que l'effet de la belladone ait disparu.

Quelquefois on rencontre des gens qui dans les circonstances ordinaires semblent se bien trouver de l'usage des verres jaunes ou bleus, mais en maintes circonstances l'imagination entre pour beaucoup dans les résultats acquis.

Les verres sphériques colorés, convexes et concaves, sont travaillés avec autant de soin que les verres incolores ; seulement l'épaisseur n'étant pas uniforme, la teinte n'est pas la même partout.

Les verres plans colorés sont de simples verres à vitres. Il y en a plusieurs qualités, dont la première et la deuxième sont travaillées des deux côtés ; les verres du premier choix n'ont de défauts ni de matière ni de travail. Les verres de la troisième qualité, appelés les *koylos plans*, ne sont travaillés que sur une surface. De toute façon on doit toujours prescrire la première qualité.

Quant aux *coquilles* (fig. 27 et 28) ordinaires, connues sous le nom de *coquilles non travaillées*, elles sont faites en verre soufflé. Elles ont toujours des défauts de matière et des irrégularités de courbure, et déforment considérablement les objets. Au lieu d'avoir l'effet de verres plans, elles produisent l'effet de verres légèrement concaves.

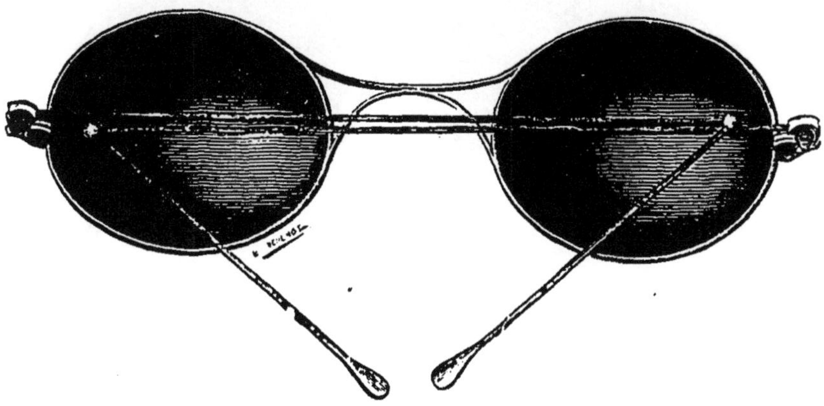

Fig. 28. — Lunettes à coquilles, branches doubles.

Les *coquilles travaillées* sont faites de verre à vitres, bombé au four et travaillé ensuite à l'outil. Les verres de la première qualité sont travaillés bien régulièrement et, n'ayant ni de défauts de matière, ni d'erreur de réfraction, sont irréprochables. On en trouve de toutes les couleurs. Les coquilles fumées sont les plus souvent employées.

Les coquilles en verre à vitres non coloré peuvent être utilement employées pour protéger simplement les yeux contre les éclats de pierres, de métaux, de minerais, etc., contre le sable, la poussière et en général contre tous les corps étrangers ; ces coquilles sont plus ou moins épaisses, plus ou moins grandes suivant l'usage auquel on les destine.

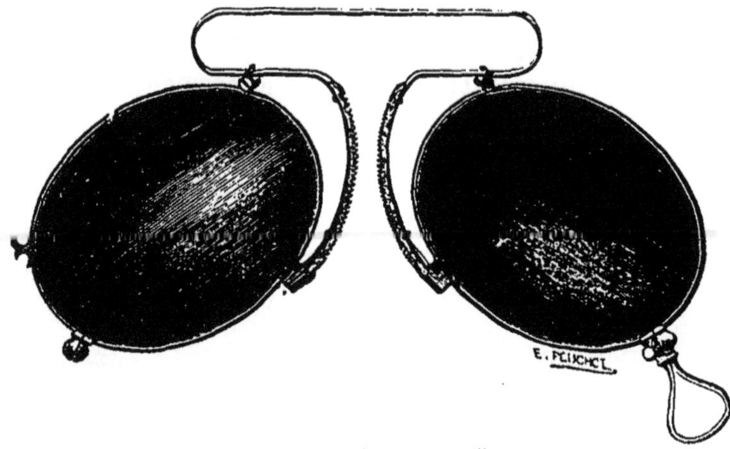

Fig. 29. — Pince-nez coquilles.

Des lunettes dites *mistraliennes* avec grillage au lieu de verres peuvent tenir lieu de coquilles quand on ne

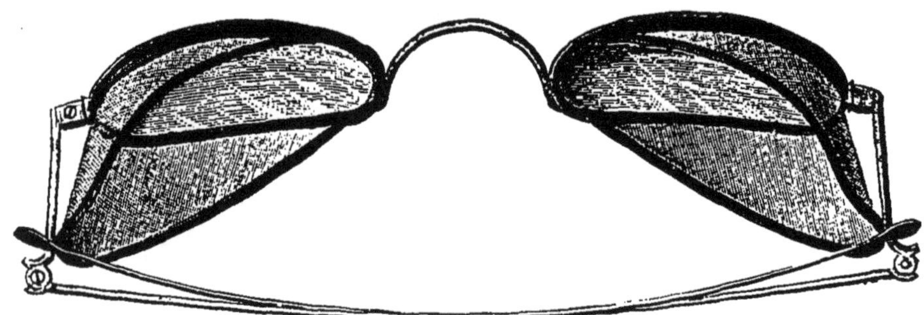

Fig. 30. — Lunettes mistraliennes.

veut éviter que l'introduction dans l'œil des corps relativement gros (fig. 30).

Le *verre plan dépoli* n'est pas transparent ; on le place temporairement devant un œil atteint de paralysie musculaire ou de strabisme pour supprimer la gène de la diplopie ; la paralysie guérie ou le strabisme disparu, on enlève le verre dépoli.

CHAPITRE III

NUMÉROTAGE DES VERRES

Les numéros anciens. — La notation en pouces.

Il n'y a que peu d'années, le numérotage des verres ne se faisait qu'en pouces, d'après le rayon de courbure. Ainsi une lentille biconvexe ou biconcave portait le numéro 20, par exemple, parce qu'elle était travaillée sur les deux côtés (1) par un outil ayant un rayon de courbure de 20 pouces. La distance focale principale (ou foyer) (2) des verres ainsi numérotés est exprimée presque exactement par leurs numéros.

(1) Naturellement, si l'on ne travaille que l'une des surfaces d'une lentille, en laissant l'autre plane, il faut employer un outil d'un numéro deux fois aussi fort que celui employé quand la courbure est divisée entre les deux surfaces.

(2) La formule $F = \dfrac{r}{2(n-1)}$ indique que le foyer (F) est égal au rayon de courbure (r) divisé par deux fois l'indice de réfraction (n) moins un. Ainsi, si l'indice de réfraction était 1,5, nous aurions $F = \dfrac{r}{1}$, c'est-à-dire que le foyer serait exactement égal au rayon de courbure,

Notation en dioptries.

Il y a quelques années, les médecins-oculistes ont adopté un nouveau système de numérotage pour les verres de lunettes, très utile pour simplifier les calculs. Il est basé sur le système métrique. On a pris comme unité de force réfringente une lentille d'un mètre de foyer, et on dit qu'elle est d'une dioptrie. Une lentille deux fois aussi forte, ayant un foyer deux fois aussi rapproché, est dite de deux dioptries ; celle trois fois aussi forte, ayant un tiers de mètre de foyer, est dite de trois dioptries, et ainsi de suite (1).

mais l'indice moyen de réfraction du verre employé pour lunettes étant plus grand que 1,5, à peu près de 1,53, le foyer est toujours un peu plus court que le rayon de courbure exprimé par son numéro.

Comme les opticiens emploient les mêmes outils pour travailler le verre à vitres et le cristal de roche, ce dernier ayant un indice de réfraction d'à peu près 1,56, on pourrait penser qu'il y a une différence sensible entre le foyer de ces deux sortes de verres, mais l'expérience nous a prouvé que cette différence est tout à fait négligeable pour tous les verres plus faibles que le n° 6. Du reste, le calcul démontre que la différence de foyer entre les verres en cristal de roche et les verres ordinaires, numérotés tous les deux en pouces, n'est réellement importante que pour les n° 2 3/4 à 4, les verres en cristal de roche de ces numéros ayant un foyer à peu près d'un quart de pouce plus court que celui des verres à vitres des numéros correspondants.

(1) Les fabricants de verres de lunettes ont fait des outils calculés de manière à obtenir des lentilles en verre à vitres dont les foyers correspondraient exactement aux numéros en dioptries. Ces outils portent le numéro de la lentille qu'ils produiraient si on les employait à travailler ses deux surfaces. Nous avons observé que certains fabricants, une fois qu'ils ont obtenu des outils numérotés en dioptries, les emploient pour travailler le verre à vitres et le cristal de roche sans tenir compte de la différence entre leurs indices de réfraction. Il en résulte que les verres en cristal de roche numérotés en dioptries sont réellement un peu plus forts que ne l'indique leur

Les verres cylindriques sont numérotés comme les verres sphériques suivant les deux modes.

La table suivante indique la *concordance* entre l'échelle des numéros en pouces et celle des numéros en dioptries :

DIOPTRIES.		NUMÉROS en POUCES.	DIOPTRIES.		NUMÉROS en POUCES.
0,25	=	144	4,5	=	9
0,5	=	72	5	=	8
0,75	=	48	6	=	7
1,	=	40	7	=	6
1,25	=	30	8	=	5
1,5	=	26	9	=	4 1/2
1,75	=	24	10	=	4
2,	=	20	11	=	3 1/2
2,25	=	18	12	=	3 1/4
2,5	=	16	13	=	3
2,75	=	14	14	=	2 3/4
3,	=	13	16	=	2 1/2
3,25	=	12	18	=	2 1/4
3,5	=	11	23	=	2
4,	=	10			

numéro. Cependant l'erreur ainsi commise n'est pas aussi grave qu'on pourrait le croire; elle est moins d'un quart de dioptrie pour les numéros entre 1 et 6 dioptries; elle n'est que d'une demi-dioptrie pour les numéros de 9 à 14 dioptries; et pour les verres plus forts, d'à peu près une dioptrie. En raison de son prix élevé, le cristal de roche est très peu employé pour les verres forts.

CHAPITRE IV

Position normale.

Les montures doivent maintenir les deux verres dans un même plan, et ce plan doit être perpendiculaire à la ligne visuelle, sauf dans les cas exceptionnels où l'oculiste aura prescrit des verres inclinés pour corriger un astigmatisme. Quand les verres sont employés pour regarder les objets éloignés, le plan des verres doit être à peu près vertical; si les verres servent seulement à regarder de près, pour la lecture par exemple, il est préférable de les incliner de 15 à 20 degrés par rapport à la verticale, afin qu'on puisse voir sans trop incliner la tête. Mais, si les verres sont forts, il faut se garder de les employer ainsi inclinés en regardant de loin. Quand les verres sont destinés à être employés alternativement pour regarder de loin et de près, il est bon de les tenir toujours inclinés de 10 degrés. Les verres très forts qu'on ne doit pas porter constamment, doivent être tenus absolument perpendiculaires à la ligne visuelle.

Le centre de chaque verre doit se trouver exactement en face du centre de la pupille, si l'oculiste n'en a pas ordonné autrement. L'opticien doit mesurer la distance qui existe entre les deux pupilles, et faire son porte-verre de telle façon que les centres des verres correspondent aux centres des pupilles.

Comme cette distance varie beaucoup suivant les sujets, il ne faut pas négliger cette précaution.

Avant tout, il ne faut pas faire de différence de hauteur entre les centres des deux verres ; car, ainsi que nous le démontrerons en parlant du décentrage des verres, une différence de hauteur produit l'effet fatigant d'un prisme avec base supérieure devant l'un des yeux.

Pour les myopes qui portent les mêmes verres pour voir de loin et de près, il est bon de placer le milieu des verres en face des pupilles pendant que les yeux regardent un objet éloigné ; car quand les yeux convergent pour regarder un objet rapproché, les verres ainsi placés font l'effet de prismes à base interne, ce qui supplée aux muscles les plus fatigués.

Plus les verres sont près de l'œil, plus ils s'idenfient au système optique de l'œil et plus grand est l'étendue du champ visible à travers leur meilleure partie. Cependant les verres ne doivent pas toucher les cils, ce qui pourrait causer de la gêne ou même de l'irritation. Il est agréable pour le presbyte de tenir ses verres un peu obliquement, et assez éloignés pour lui permettre de regarder par-dessus les lunettes les objets éloignés. Quand il porte ses verres habituellement très bas sur le nez, nous pouvons en conclure qu'ils sont probablement trop faibles ou que son acuité visuelle est si mauvaise qu'il cherche à augmenter la grandeur des images en éloignant ses lunettes.

Quant aux verres cylindriques, tout ce que nous venons de dire leur est applicable; il faut ajouter que leur axe doit être placé de façon à corriger exactement l'astigmatisme.

Quand les verres ne sont pas posés dans une bonne position, non seulement ils manquent leur but, mais encore ils deviennent une cause de fatigue pour les yeux.

Décentration des verres sphériques.

On dit qu'un verre est décentré quand son axe ou centre ne correspond pas avec l'axe visuel.

Quand on regarde une longue ligne verticale à travers le milieu d'un verre sphérique, au-dessus et au dessous, la rectitude de la ligne paraît et reste parfaite; au contraire, quand on déplace le verre à droite ou à gauche, et que l'on regarde la ligne à travers un point autre que le milieu, celle-ci paraît coupée en plusieurs tronçons, celui correspondant à la partie vue avec le verre se trouvant à droite ou à gauche suivant que le verre a été porté à droite ou à gauche, ou qu'il est concave ou convexe (1).

Le déplacement apparent de ce tronçon est d'autant plus prononcé que le verre a été porté plus de côté, ou qu'il est plus convexe ou plus concave. Ce phénomène est dû à ce que la décentration d'un verre produit un effet prismatique proportionnel au degré de décentration. Pour calculer cette proportion il y a plusieurs moyens. Nous avons fait nous-mêmes à ce sujet une série d'expériences et sommes arrivé au résultat suivant que nous croyons donner comme juste. Le numéro du verre, en dioptries, multiplié par le nombre de centimètres de sa décentration, exprime, avec une exactitude suffisante le numéro du prisme obtenu. Cette règle est vraie pour tous les verres et pour toutes les décentrations employées. Elle sera utile pour déterminer le degré de décentration nécessaire pour produire un effet prismatique désiré ; elle fera connaître aussi immédiatement le degré de déviation résultant du placement défectueux des verres de lunettes. Par exemple, chez une personne dont les yeux sont naturellement à la même hauteur, portant des verres de dix dioptries, s'il arrive que l'un de ses verres se trouve 5 millimètres plus haut que l'autre, ce qui se produit très souvent avec le pince-nez, cette personne subira l'effet d'un prisme de 5 degrés à base supérieure devant l'un de ses yeux, ce qui produit alors des images doubles dont une peut

(1) On peut ainsi s'assurer que le centre optique des verres est bien placé au milieu de la monture.

être ignorée pour des raisons dont nous n'avons pas à parler ici, ou ce qui oblige les yeux à faire une différence de hauteur pour obtenir la vision simple. Quand la décentration est latérale, ces effets se font moins sentir, les muscles latéraux étant, en raison des habitudes qu'ils ont contractées, plus capables de neutraliser un prisme que ceux qui produisent une différence de hauteur.

Quand un verre *cylindrique* est décentré dans une direction autre que celle de son axe, il se produit un effet prismatique analogue à celui causé par la décentra tion d'un verre sphérique.

Nous aurons à revenir sur ce sujet quand nous parlerons des montures des verres de lunettes.

Obliquité des verres sphériques.

Cary, opticien de Londres, en réponse à une question de Thomas Young vers la fin du dernier siècle, lui apprit que bien des myopes trouvaient de l'avantage à incliner leurs verres pour voir distinctement, corrigeant par l'inclinaison des verres le trop grand pouvoir réfringent de l'œil dans la direction de cette inclinaison, alors que des lunettes ayant même distance focale, mais posées droites, ne leur étaient que d'un secours insuffisant. Young a déclaré qu'il n'y aurait pas de difficulté à placer les verres dans la position nécessaire pour remédier à ce défaut visuel qu'il avait découvert sur lui-même et auquel on a donné depuis le nom d'astigmatisme.

Young a étudié avec soin l'effet de l'inclinaison des lentilles et il a laissé des formules qui permettent de le déterminer exactement.

Mais ses calculs à ce sujet sont restés peu connus, ainsi qu'une foule d'autres ingénieuses remarques de ce puissant génie. Depuis, on a trouvé dans les verres cylindriques un autre moyen plus pratique de corriger l'astigmatisme et l'importance des calculs de Young a semblé diminuer. Mais ces calculs, dont l'exactitude n'est pas mise en question, nous semblent aujourd'hui plus utiles que jamais. On a récemment tiré de curieuses conclusions sur la position réelle du cristallin (1).

Il nous a semblé intéressant de nous en servir de notre côté pour dresser des tables de concordance entre les verres inclinés à certains degrés et les verres sphéro-cylindriques. On a, en effet, plusieurs fois observé (2) qu'on pouvait obtenir l'effet d'un verre sphéro-cylindrique avec des verres sphériques en donnant à ceux-ci une inclinaison convenable. Mais ces observations sont restées dispersées, et leurs résultats n'ont pu jusqu'ici être utilisés par les praticiens.

Le tableau suivant indique l'effet d'un verre sphérique d'une dioptrie, biconvexe ou biconcave, tourné autour d'un axe vertical.

On peut trouver la combinaison sphéro-cylindrique

(1) Tscherning, *Étude sur la position de l'œil humain,* Communication à l'Académie des sciences, le 16 avril 1888.

(2) C. Kugel, *Archiv für Ophthalmologie,* 1864, X, i, p. 89. — Hermann, *Ueber schiefen Durchgang von Strahlenbündeln durch Linsen,* Zurich, 1874.

correspondante à un verre biconvexe ou biconcave quelconque en multipliant les chiffres donnés par la table par le numéro du verre (1).

ANGLE D'INCLINAISON.	DISTANCE de la ligne focale HORIZONTALE.	DISTANCE de la ligne focale VERTICALE.	ÉQUIVALENT EN VERRES SPHÉRO-CYLINDRIQUES. Axe vertical.					
	mètre.	mètre.						
5°	0,9982	0,9905	1,002 D. sph.	combiné avec	—	—	0,007	D. cyl.
10°	0,9903	0,9604	1,009	—	—	—	0,032	—
15°	0,9777	0,9122	1,023	—	—	—	0,073	—
20°	0,9614	0,8480	1,040	—	—	—	0,138	—
25°	0,9394	0,7716	1,065	—	—	—	0,231	—
30°	0,9138	0,6854	1,094	—	—	—	0,365	—
35°	0,8848	0,5937	1,130	—	—	—	0,551	—
40°	0,8521	0,5000	1,173	—	—	—	0,827	—
45°	0,8166	0,4083	1,224	—	—	—	1,224	—
50°	0,7781	0,3215	1,285	—	—	—	1,825	—

(1) Ainsi, si nous tournons un verre de dix dioptries, de 30 degrés autour d'un axe situé dans son plan, nous produisons l'effet d'un verre sphérique de onze dioptries, combiné avec un verre cylindrique de trois dioptries et demie. Il faut remarquer que ces calculs ne sont vrais que dans le cas où l'on emploie des lentilles dont on peut négliger l'épaisseur. Nous avons contrôlé expérimentalement ces résultats théoriques en mesurant la distance des lignes focales des verres sphériques inclinés, et en neutralisant ceux-ci avec des verres sphéro-cylindriques. Ces expériences ont démontré l'exactitude à peu près absolue des chiffres de la table en ce qui concerne les verres de une à dix dioptries; au delà de dix dioptries, la difficulté de mesurer exactement la distance des lignes focales augmentant avec le numéro des verres, il n'a pas été possible d'aboutir à une conclusion rigoureuse. Toutefois, même alors, nos expériences ne sont venues détruire en rien les résultats théoriques, qu'on peut donc être autorisé à considérer au moins comme approximativement exacts.

Il suffit de jeter un coup d'œil sur la table pour s'apercevoir que l'inclinaison du verre n'a pas seulement pour conséquence de produire le même effet que produirait un verre cylindrique combiné avec le verre sphérique; cette inclinaison, en effet, augmente le pou-

Il est essentiel que tout le monde sache qu'en portant des verres sphériques inclinés on produit le même effet que si on prenait un verre plus fort combiné avec un verre cylindrique; l'effet produit est proportionnel

voir réfringent du verre non seulement dans le sens de l'inclinaison, mais aussi, quoique d'une quantité moindre, dans toutes les autres directions. Donc, quand l'inclinaison du verre augmente, l'action de ce verre s'accroît, tant en sa qualité de verre sphérique qu'en sa qualité de verre cylindrique. Nous espérons que cette table sera de quelque utilité. Elle pourra servir à trouver rapidement le verre sphéro-cylindrique qui conviendra à une personne, portant déjà des verres sphériques, qui assurera qu'elle voit mieux en les inclinant. Elle permettra aussi de reconnaître l'inclinaison nécessaire pour corriger un certain degré d'astigmatisme, de sorte que le médecin sera à même de juger s'il n'y a pas d'inconvénient appréciable à prescrire au sujet des verres sphériques inclinés au lieu de verres sphéro-cylindriques.

Mais l'utilité principale de la table est de faire ressortir jusqu'à l'évidence les dangers qu'il y a pour les non-astigmates à incliner leurs verres; car, ainsi qu'on le verra tout à l'heure, les cas où l'inclinaison offre des inconvénients sont beaucoup plus nombreux que ceux où elle présente des avantages.

Ce n'est que quand il s'agit de personnes portant des verres sphériques forts que l'astigmatisme peut être avantageusement corrigé en donnant aux verres une certaine inclinaison; ce n'est en effet qu'avec des verres forts qu'une légère inclinaison peut procurer une amélioration de la vue. Si l'on essaie de corriger l'astigmatisme au moyen des verres sphériques en les tournant très obliquement, on se heurte à un grand écueil : la correction n'est alors obtenue que partiellement, pour un champ très limité; car en dehors de ce champ qui contient les objets vus à travers la petite partie du verre dont la surface forme avec la ligne visuelle l'angle désiré, les objets sont vus à travers une partie du verre qui a une inclinaison différente de celle qui est nécessaire pour corriger l'astigmatisme. En pareil cas, il sera infiniment préférable de recourir aux verres cylindriques.

L'inclinaison la plus facile à donner aux lunettes étant celle autour de l'axe horizontal, il est évident que le cas le plus facilement corrigé au moyen de l'inclinaison est celui d'un astigmatisme qui demande des verres cylindriques à l'axe horizontal, d'égale force pour les deux yeux.

au numéro et à l'inclinaison du verre. Si, par exemple, un myope à qui on a donné un verre concave de dix dioptries pour corriger complètement sa myopie, regarde par négligence à travers ce verre avec une inclinaison de 30°, ce qui arrive assez fréquemment, il se donne un verre de onze dioptries, combiné avec un verre cylindrique de 3,5 dioptries. Une simple inclinaison de 15° modifie considérablement la force du verre, et si le sujet voit distinctement c'est au dépens d'un effort d'accommodation nuisible.

Obliquité des verres cylindriques.

Un phénomène analogue se produit avec les verres cylindriques quand ils sont inclinés dans une direction perpendiculaire à leur axe.

La rotation d'un verre cylindrique autour de son axe augmente son action réfringente de façon qu'à 40 degrés d'inclinaison son effet est doublé.

La rotation autour d'un axe perpendiculaire à l'axe du cylindre augmente très peu la force du verre.

Le tableau suivant indique l'effet d'un verre cylindrique d'une dioptrie tourné autour de son axe :

A 5° d'inclinaison le verre devient 1,009 dioptries cylindriques.

10°	1,041
15°	1,096
20°	1,178
25°	1,296
30°	1,459
35°	1,684
40°	2,000
45°	2,448
50°	3,110

Il ne serait pas bon d'incliner un verre cylindrique afin d'en augmenter l'action.

Dimension des verres : forme, grandeur, épaisseur.

Les verres ronds ne sont plus guère désirables depuis que les opticiens savent bien placer les verres cylindriques dans les montures ovales, et que nous n'avons plus besoin de les tourner. Seulement pour les opérés de cataracte qui ont besoin de compenser la perte de leur cristallin par des verres forts, il est parfois bon d'avoir de grands verres ronds qui leur permettent de voir le sol sans trop baisser la tête.

La forme idéale serait ovale en haut et ronde en bas, mais la forme ovale est celle en usage et la plus gracieuse.

La forme D ou *fer à cheval* n'est employée que pour les verres colorés afin de protéger les yeux contre la lumière de face et de côté.

Les verres octogones n'ont aucune supériorité sur les verres ovales.

La meilleure partie des lentilles se trouve vers le milieu. Aussi, si elles sont placées droit devant les yeux, et tout près d'eux, il n'y a pas de bonne raison pour les faire faire très grandes. On trouve dans le commerce des lunettes dont la grandeur des *cercles* ou des *yeux* varie entre 87 et 115 millimètres de circonférence. La grandeur de 100 millimètres est suffisante pour presque tous les cas.

Les bords des verres sont en général taillés en biseau pour qu'ils soient reçus dans la partie creuse des *yeux* de la monture. Quelquefois les bords des verres sont rainés pour recevoir et cacher à moitié le fil qui les entoure. Les verres rainés sont en général plus lourds parce que la rainure rend nécessaire une certaine épaisseur. Ils ont aussi le désavantage de s'ébrécher facilement sur les bords.

Pour rendre les lunettes plus légères, l'opticien doit

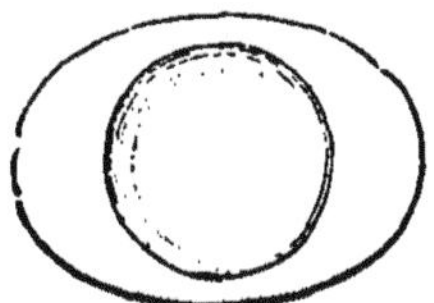

Fig. 31. — Verre à facette.

faire les verres aussi minces que possible sans les rendre trop fragiles. A cet égard, les *verres à facette* (fig. 31) sont utiles pour les personnes très myopes, car ils sont plus minces aux bords, et par conséquent plus légers que les verres ordinaires du même numéro.

Un verre à facette de dix-huit dioptries, concave, par exemple, n'a guère plus de 2,5 millimètres d'épaisseur ; sa partie creuse forme une facette circulaire de 2 centimètres de diamètre, ce qui suffit pour les personnes qui savent regarder par le milieu de leurs verres. Ce genre de verres nécessite une monture parfaitement choisie par rapport à la distance pupillaire.

Il est surtout important de faire les deux verres d'une égale épaisseur. Si le poids n'est pas égal des deux côtés, il y a en effet une tendance pour un verre de descendre au-dessous de l'autre, ce qui est disgracieux et produit l'effet très gênant d'un prisme avec base en haut ou en bas.

Quand on achète une nouvelle paire de lunettes ordinaires, les deux verres sortant du même paquet ont une épaisseur égale ; mais quand on va chez l'opticien pour lui faire remplacer un verre cassé ou rayé, il faut se souvenir de la règle que nous venons d'énoncer, et demander que les deux verres soient d'égal poids. De plus, quand l'oculiste prescrit deux verres différents, les verres de force différente ayant en général une différence d'épaisseur, l'opticien doit, à défaut de verres d'égal poids, en faire tailler exprès pour remédier à cet inconvénient. Il est vrai qu'on peut corriger l'inégalité de poids en courbant plus ou moins les branches des lunettes ; mais comme, à la suite des progrès de l'art de l'opticien, il est facile de fabriquer les verres de toute épaisseur sans changer le foyer, il faut modifier les verres plutôt que de changer la forme symétrique des branches.

CHAPITRE V

Les verres sont montés en lunettes, en pince-nez et en faces à main.

La monture ou porte-verre a pour objet de maintenir les verres devant les yeux dans une position normale. Elle a donc une importance capitale, malheureusement trop souvent négligée ; ce n'est pas à la fantaisie ou à la coquetterie que doit être subordonné son choix, mais à ses qualités intrinsèques.

Lunettes.

La monture de lunettes se compose de trois parties : les yeux, le nez et les branches. Les *yeux* consistent en une légère bande de métal ou d'autre matière qui entoure les verres et qui est fixée d'un côté aux branches et de l'autre au pont ou *nez*. La bande est en général creuse pour recevoir les verres, d'autres fois elle est formée d'un fil d'acier qui s'incruste dans une rainure creusée dans le tour des verres. Elle doit dans tous les cas être légère, tout en étant assez solide pour empêcher toute oscillation entre le pont et les branches. La forme

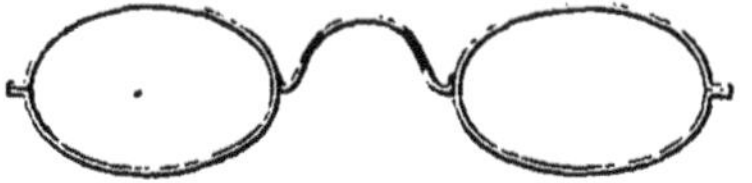

Fig. 32. — Nez chinois.

des yeux est ovale ou ronde ou octogone, ou encore en demi-lune (fig. 33).

Dans ce dernier cas, la partie ovale du croissant est placée en bas, comme dans la figure 33, pour les personnes qui désirent lire avec leurs verres et regarder les

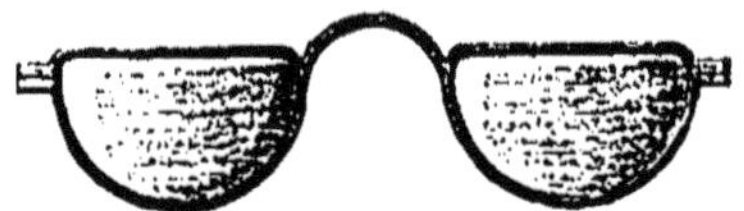

Fig. 33. — Lunettes demi-lune.

objets éloignés par-dessus. La partie ovale est tournée en haut pour les personnes légèrement myopes qui ont besoin de verres pour voir les objets éloignés et qui veulent pouvoir regarder les objets rapprochés par-dessous les lunettes. Cette dernière forme est vivement appréciée par les peintres myopes.

Quelquefois les verres ne sont pas entourés d'une bande, mais sont attachés directement par des vis au pont et aux branches. C'est la forme connue sous le nom de lunettes *glace à griffes* (fig. 34), dites *montées à l'air* ou *squelettes*.

Le *nez* ou *pont* est la partie de la monture qui réunit les *yeux*. On lui donne des formes variées, de façon qu'on puisse l'adapter exactement au nez du sujet et

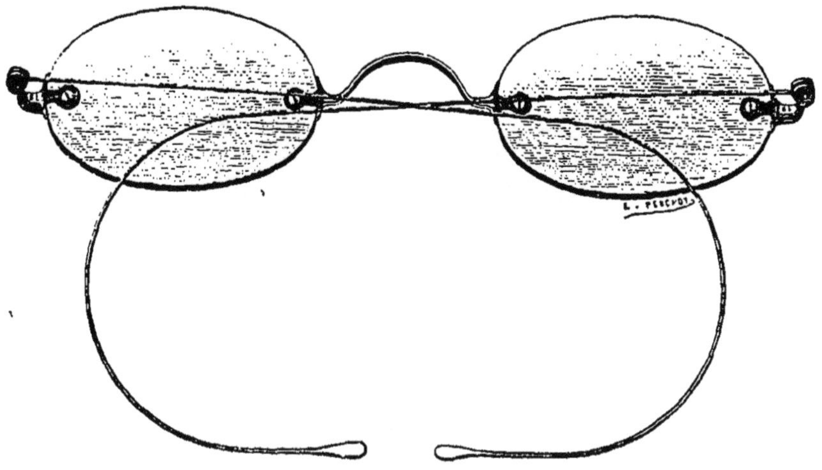

Fig. 31. — Lunettes glace à griffes.

obtenir un point d'appui suffisamment fixe pour assurer la hauteur convenable des verres devant les yeux, et

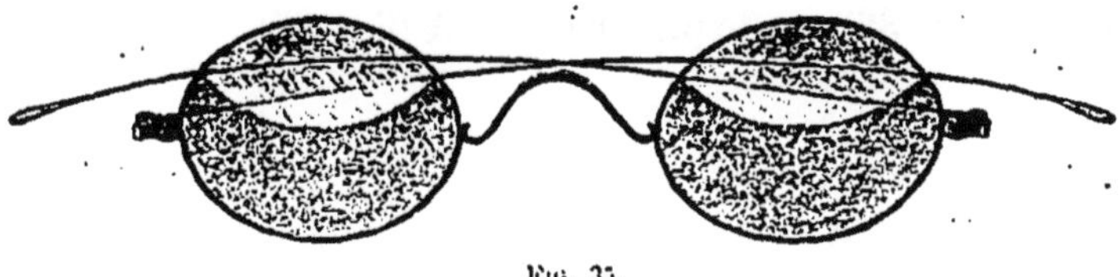

Fig. 35.

empêcher les mouvements latéraux. Le pont doit être la partie la plus solide de la monture, parce que c'est lui qui a la plus grande tendance à se tordre et à changer ainsi les relations entre les deux verres. Le dessous doit être légèrement aplati afin que la pression exercée sur le nez puisse être distribuée sur une surface plus grande. La forme du pont qui convient le mieux au plus grand nombre d'individus est appelée *nez chinois* (fig. 35).

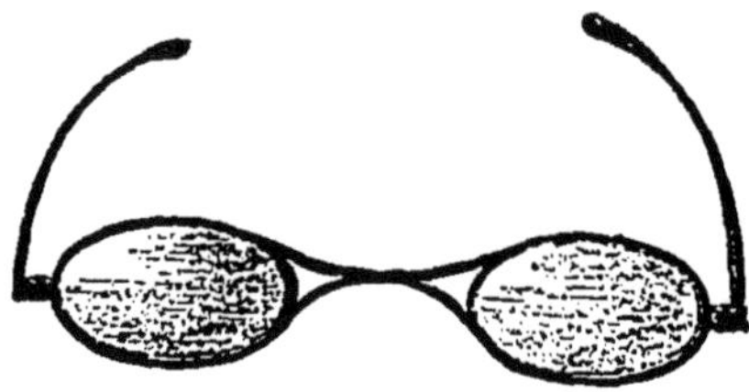

Fig. 36.

Dans le commerce, on trouve le nez chinois placé par rapport aux *yeux* à des hauteurs assez différentes pour

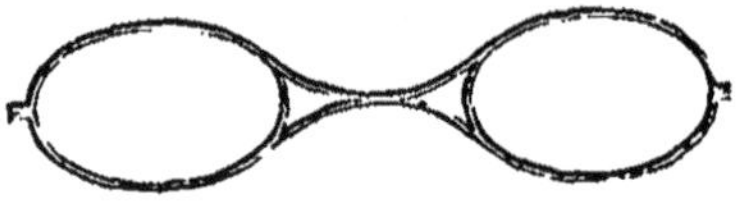

Fig. 37.

qu'il puisse rendre les mêmes services que le plus haut *nez K* (fig. 36), ou le plus bas *nez X* (fig. 37).

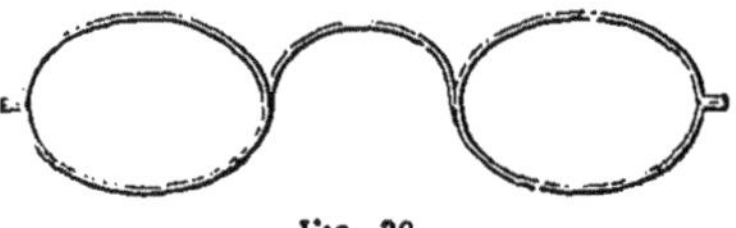

Fig. 38.

Il y a toutefois avantage à employer le nez X pour les lunettes à retournement.

Le *nez C* (fig. 38) doit être préféré pour les lunettes que l'on donne aux enfants, chez qui l'écartement des yeux est très faible.

Toutes les formes de *ponts* peuvent être placées dans le plan des verres, ou en avant de ce plan, de sorte qu'elles peuvent s'adapter à tous les nez ordinaires.

Si le nez du sujet est très déprimé, il faut prendre le *nez indien* ou mieux le *nez selle* (fig. 39), pour maintenir les verres en avant des cils.

Dans les cas de dépression nasale tout à fait exception-

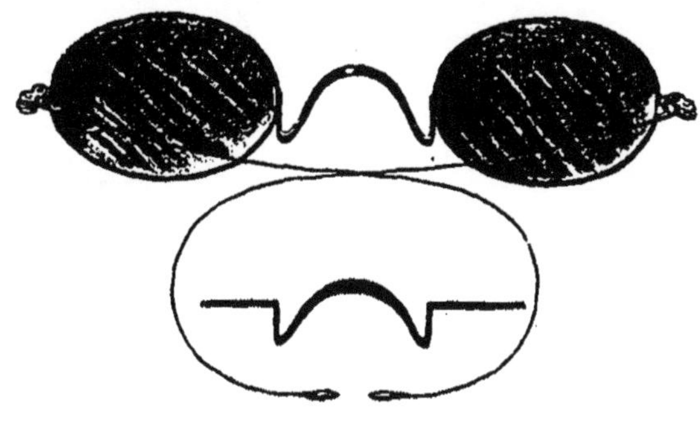

Fig. 39.

nelle, on peut recourir à des *ponts-selles* qui sont déprimés de quelques millimètres au-dessous du plan des lentilles (1).

Dans presque tous les cas, les opticiens donnent sans raison la préférence au *nez* K, le plus disgracieux et souvent le moins commode de tous, ce qui contribue probablement à répandre le préjugé populaire contre les lunettes.

(1) Quoique ces montures ne se trouvent pas chez la plupart des opticiens, elles sont pourtant dans le commerce.

Les branches.

C'est au moyen des branches que les lunettes reçoivent un point d'appui du côté de la tête et que les verres sont maintenus dans la position voulue devant les yeux.

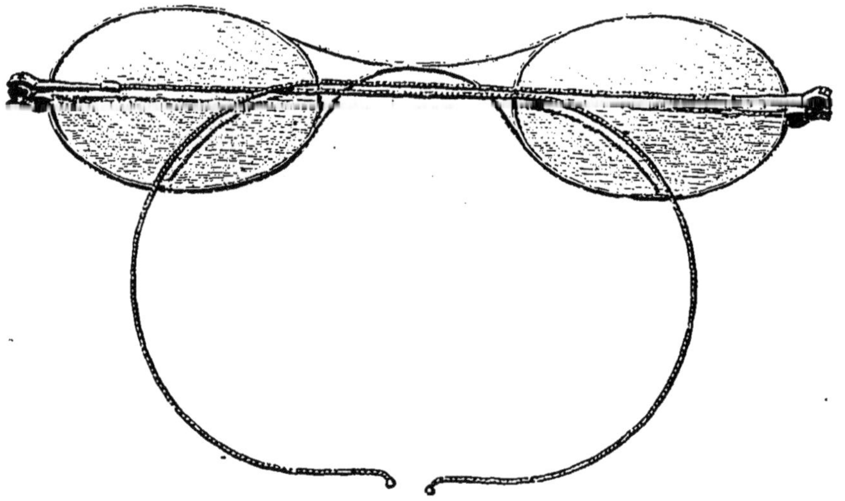

Fig. 40. — Branches-cordes.

Les branches terminées par un crochet, dites *crochets* (fig. 34), s'adaptant à la forme de la tête derrière les oreilles, assurent la position normale des verres mieux que n'importe quel autre système, et sont les branches les plus agréables à être portées habituellement. Les crochets doivent être légers et bien trempés pour que leur pression derrière les oreilles ne cause aucune gêne, et que nous puissions les ordonner aux enfants. Les crochets terminés en olives ou petites boules sont les plus commodes; les *crochets-cordes* (fig. 40) sont aussi à recommander à cause de leur souplesse.

Les *branches simples* (fig. 35) sont préférables pour les lunettes qu'on est obligé d'ôter fréquemment : par exemple, quand elles sont exclusivement employées pour la lecture. Dans ce dernier cas, il est bon d'attacher les branches obliquement à la monture de façon à donner aux verres l'inclinaison convenable. On peut obtenir le même résultat avec les branches ordinaires

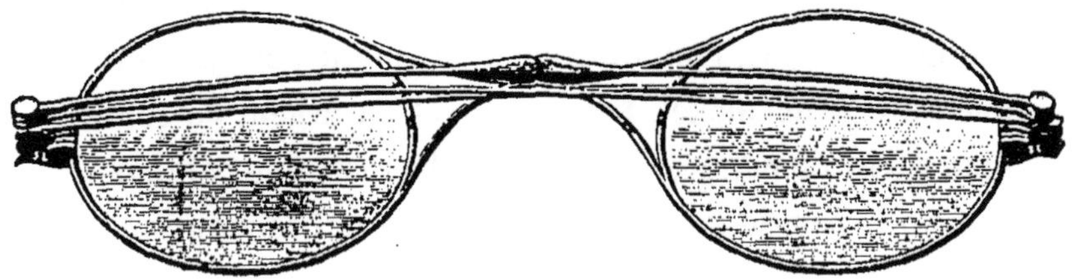

Fig. 41. — Branches doubles.

en élevant celles-ci sur les côtés de la tête. C'est là une précaution très utile, mais peu pratique. On fabrique aussi des lunettes avec des yeux mobiles tournant autour d'une charnière, ce qui permet de donner aux verres l'inclinaison désirée.

Les *branches doubles* (fig. 41) remplacent les branches à crochets, et ne doivent être employées que pour les montures lourdes où les crochets viendraient gêner l'oreille par leur pression : par exemple, pour les opérés de cataracte, les verres épais nécessitant une monture plus forte. Même dans ce cas, avec un peu de soin, on peut trouver une monture plus légère, et des crochets qui seraient bien supportés.

Les doubles branches sont très incommodes pour les dames, car elles dérangent leur coiffure.

Matière des montures.

En se servant d'acier d'une trempe souple, faisant bien ressort, et non cassant, on arrive à faire des lunettes très légères, avec crochets qui ne changent pas facilement de forme et qu'on peut supporter sans gêne. Malheureusement l'acier se rouille; mais on peut éviter cet inconvénient, temporairement au moins, en ajoutant une couche de nickel. Les montures en argent ne sont plus guère demandées; elles sont du reste peu commodes, vu le peu de résistance de la matière. Les montures en maillechort ont le même inconvénient et leurs crochets changent trop facilement de forme.

Les montures les plus durables, qui conservent le mieux leur forme et ne se rouillent jamais, sont celles en or. Les crochets en or sont très supérieurs à tous les autres; quoique très minces, ils peuvent être assez flexibles et former assez ressort pour conserver leur forme pendant des années, et ne faire aucun mal par leur pression. A l'étranger, on fait des lunettes admirables avec de l'or de bas alliage; et à Paris on en fabrique pour l'étranger en or à 8 à 14 carats, et on leur donne les qualités désirées sans difficulté. Mais en France on ne peut vendre comme or que de l'or à 18 carats, poinçonné par la Monnaie. Aussi, à tort ou à raison, les opticiens désirent-ils, pour vendre *comme or* leurs montures de lunettes, les faire avec de l'or à 18 carats, quoique le résultat obtenu soit en général inférieur. Cependant on nous assure qu'on est arrivé à faire des ressorts de pince-nez et des crochets de lunettes en or de 18 carats dans de bonnes conditions au moyen d'un travail tout spécial.

L'écaille, plus visible et plus fragile que les métaux, leur est inférieure au point de vue dont nous nous occupons. Cependant certaines personnes la préfèrent à cause de la douceur.

Avantages de la monture des verres sous forme de lunettes.

Étant donné l'importance du maintien des verres dans une certaine position devant les yeux, et sachant que le but de la monture est de nous permettre d'obtenir cette position, la supériorité des lunettes sur les pince-nez est évidente.

Les lunettes, aussi légères que n'importe quelle autre monture, sont d'une solidité suffisante; elles sont toujours maintenues dans la position voulue par des branches qui empêchent toute inclinaison anormale; elles reposent légèrement sur le nez au moyen d'un pont qui remplit toutes les conditions précédemment énumérées; seules elles empêchent une différence de hauteur entre les deux verres; préférables pour les verres sphériques, elles sont encore plus indiquées pour les verres cylindriques, dont l'axe ne peut plus se déplacer;

elles conviennent aux personnes de tout âge, et aux
nez de toutes formes.

Pince-nez.

Le *pince-nez* maintient les verres devant les yeux à

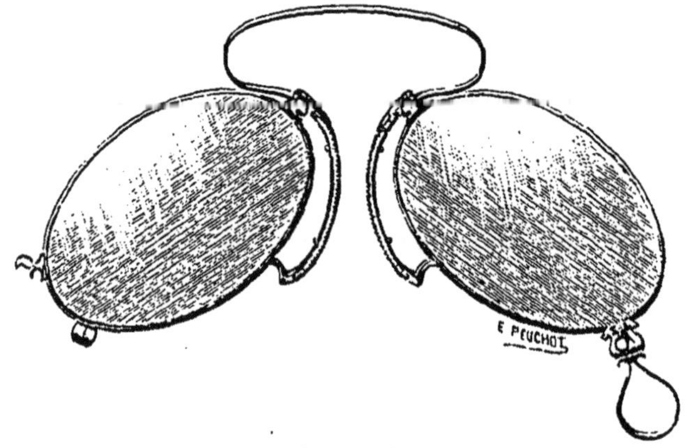

FIG. 42. — Pince-nez dit *japonais*.

l'aide d'une pression sur les côtés du nez. Les deux *yeux*
du pince-nez sont réunis par une bande de métal faisant

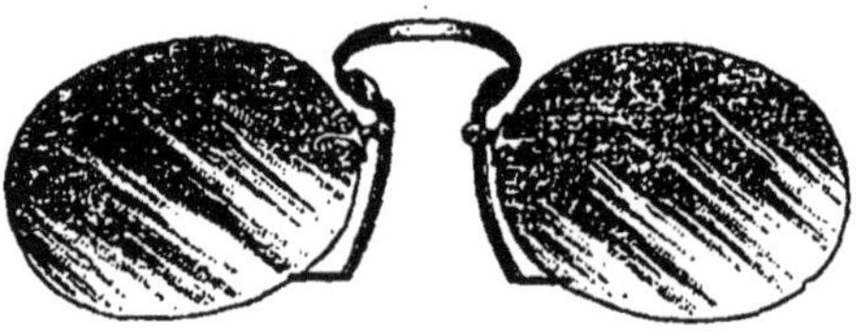

FIG. 43.

ressort. En général, ce ressort est placé sur le même
plan que les verres, de sorte qu'il touche le front quand
celui-ci est proéminent et fait incliner les verres en

avant. Pour remédier à cet inconvénient, on peut faire saillir le ressort en avant (fig. 43).

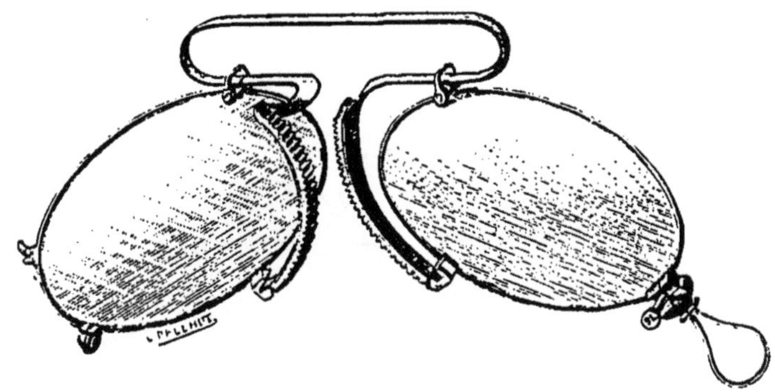

Fig. 41. — Ressort dit mobile avec plaquettes angulaires.

Entre les deux verres se trouvent des *plaquettes* en écaille ou en caoutchouc, souvent recouvertes d'une

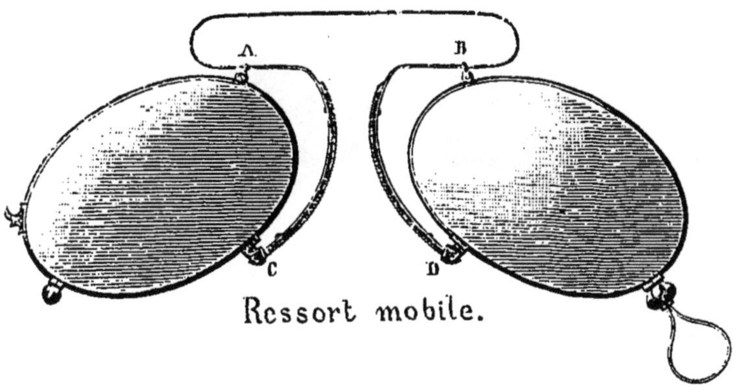

Fig. 45.

feuille de liège rugueuse qui permet au pince-nez de se maintenir par une pression plus légère.

On peut trouver des pince-nez avec des plaquettes

situées sur le même plan que les verres, ou en arrière, ou inclinées de façon à mieux s'adapter à la forme du nez.

La forme du pince-nez reproduite en figure 46, très peu connue en France, est à recommander.

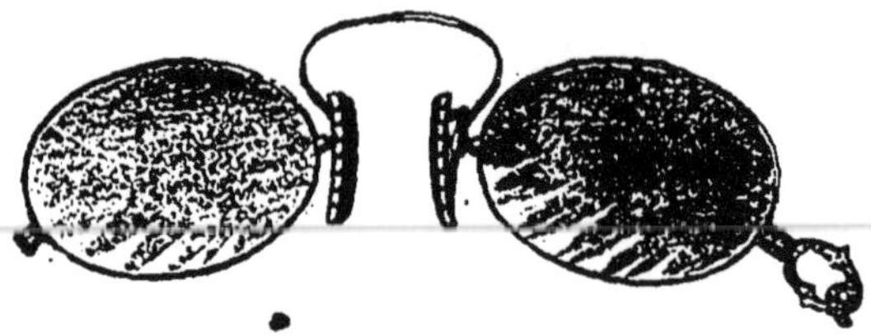

Fig. 46.

Le pince-nez à *éperon mobile* se tient sur le nez avec le minimum de pression désagréable.

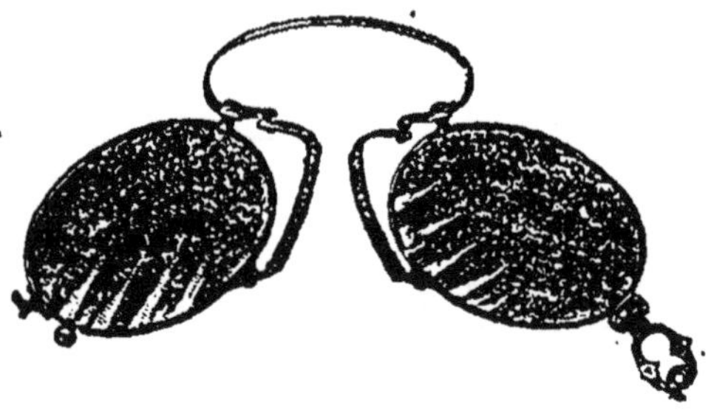

Fig. 47. — Pince-nez à éperon mobile.

L'inconvénient le plus sérieux du pince-nez est qu'il a une tendance presque constante à pencher en avant et à placer les verres obliquement devant les yeux.

Nous avons déjà fait ressortir l'effet nuisible de cette obliquité, qui doit nous rendre très méfiants au sujet des pince-nez.

Dans le but de supprimer ce défaut, le docteur Daboll a imaginé une pièce de fil de fer qu'on peut attacher au

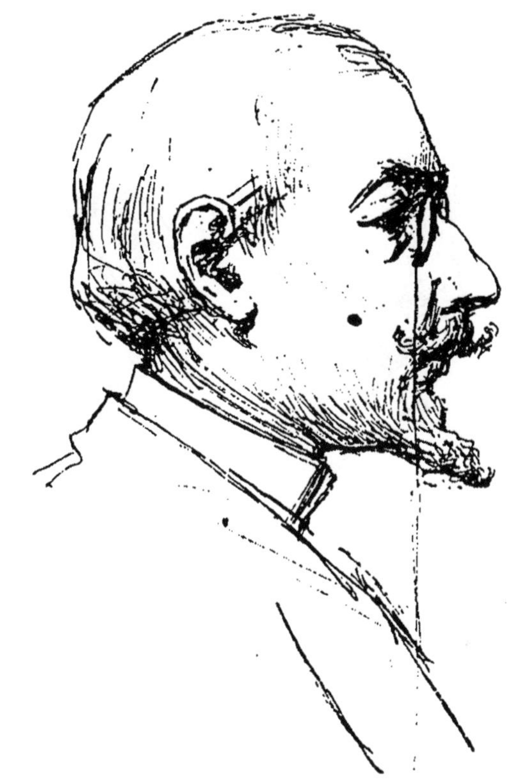

ressort du pince-nez (fig. 50), deux petites boules, fixées aux extrémités du fil, et comprimées sous l'arcade sourcilière par le ressort, exercent une légère pression du haut en bas, qui empêche le pince-nez de remonter et de glisser en avant.

Les plaquettes mobiles du pince-nez dit Franck-Valéry (fig. 51) produisent un effet analogue.

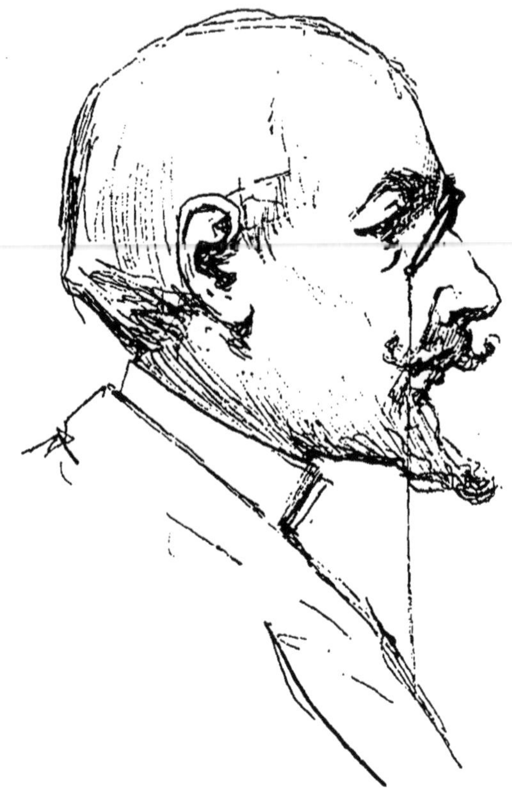

Fig. 49. — Position anormale du pince-nez pour regarder de loin.

Mais avec l'un ou l'autre de ces systèmes on est loin d'éviter aussi sûrement l'obliquité nuisible qu'avec les lunettes.

Un autre inconvénient est particulier aux verres cylindriques ; il est, en effet, nécessaire que leur axe reste invariablement dans la position prescrite par le méde-

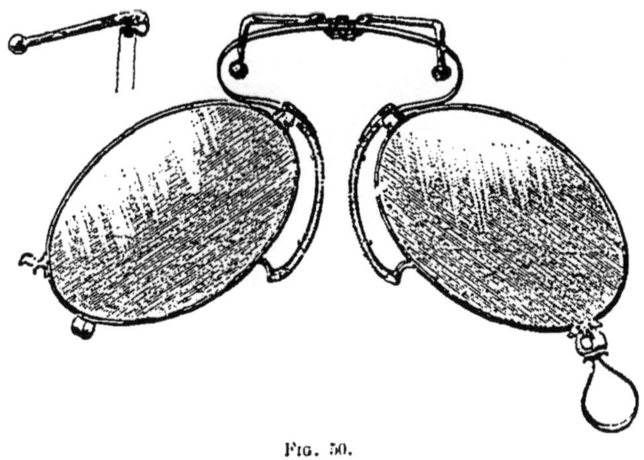

FIG. 50.

cin ; or, suivant que le pince-nez est placé plus ou
moins haut, plus ou moins en avant ou en arrière, c'est-

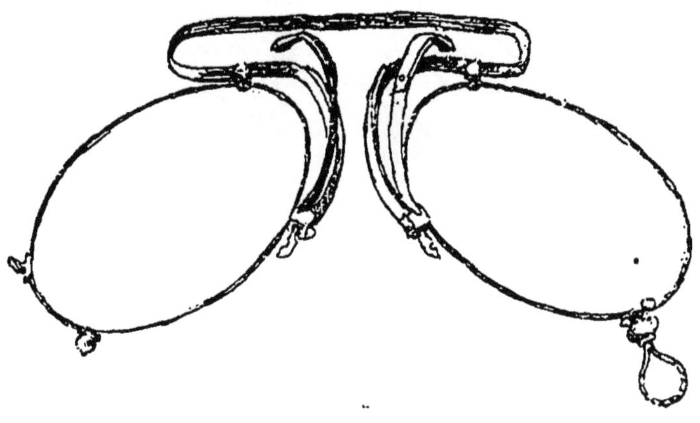

FIG. 51.

à-dire que les plaquettes sont séparées par une épaisseur du nez plus ou moins forte, les verres sont plus

ou moins écartés, et leurs axes plus ou moins déplacés, ce qui fait manquer le but cherché.

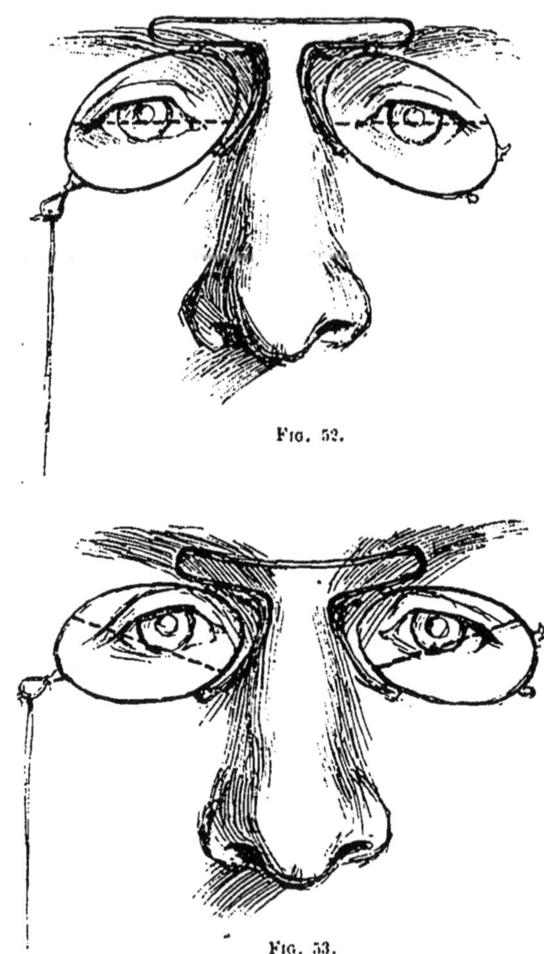

Fig. 52.

Fig. 53.

Les figures 52 et 53 font bien ressortir le vice du pince-nez ordinaire en pareil cas, étant donné que l'axe prescrit est horizontal. L'inclinaison des axes peut va-

rier de 30 degrés selon la position des plaquettes sur le
nez.

Nous sommes donc obligés de condamner l'usage du
pince-nez ordinaire pour les verres cylindriques.

Heureusement nous avons depuis quelque temps un
nouveau système de binocle qui corrige ce défaut : avec
le *pince-nez Motais*, l'écartement des verres cylindriques
ne produit plus d'effet sur la position relative des axes.
Les deux verres sont fixés au moyen de deux barres
horizontales qui glissent l'une sur l'autre en maintenant
constamment les verres sur une même ligne horizontale, quel que soit l'écartement. Ce pince-nez nous rend
de grands services, mais à l'usage il se dérange quelquefois, en raison du peu de rigidité et de fixité de ses
barres, et permet aux verres de se déplacer par rapport
aux axes et aussi par rapport au plan.

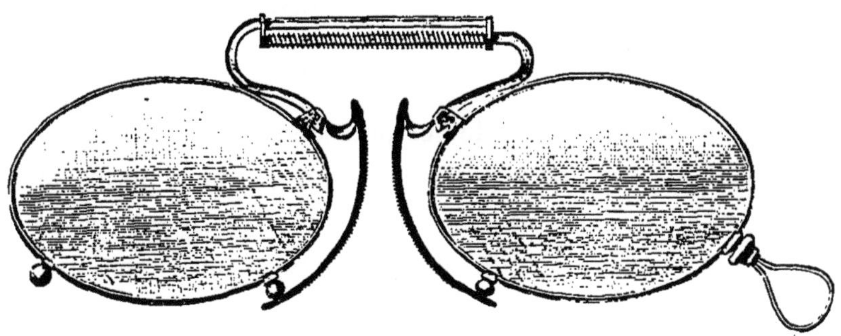

Fig. 54. — Pince-nez dit *correcteur*.

Le *pince-nez correcteur* de la Société des lunetiers
(fig. 54) est fait d'après le même principe, sauf que les
deux barres sont plus rigides ; les autres différences ne

consistent que dans des points de détail dont nous
n'avons pas à nous occuper ici. Dans ces deux sortes de
pince-nez, les plaquettes peuvent être placées en hauteur et en profondeur de façon à s'adapter exactement
au nez du sujet. Comme les autres instruments de leur
genre, ces pince-nez ont l'inconvénient de s'incliner et
de changer ainsi l'effet optique des verres.

Nous avons essayé de construire, avec l'assistance
de la Société des lunetiers, un pince-nez (fig 55) où les

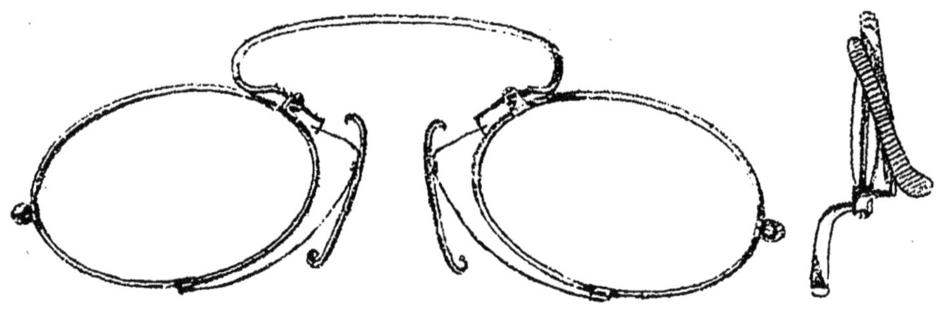

FIG. 55.

inconvénients des systèmes précédents seraient suppri-
més. Nous sommes partis du point que pour arriver à
ce résultat, il fallait relier les deux *yeux* par une barre
fixe et rigide ; la difficulté consistait à placer ailleurs
dans l'instrument un ressort qui tînt lieu des ressorts
ordinaires. Grâce à la collaboration de M. Boring, nous
croyons avoir à peu près atteint le but désiré. Nous
avons fixé entre les deux *yeux* deux plaquettes à éperon
mobile et à double ressort ; la partie supérieure des
plaquettes est de quelques millimètres en arrière, de

sorte que le pince-nez, ayant une tendance à remonter, se trouve arrêté par l'arcade sourcilière sur laquelle s'arc-boutent en quelque sorte les plaquettes.

La barre rigide, ayant la forme du ressort du pince-nez ordinaire, est située un peu en avant des verres de manière à ne pas heurter le front. Il ne resterait rien à désirer si la pression obtenue était suffisante sans être trop forte ; mais il est difficile d'y parvenir en raison de la différence d'épaisseur des nez, et on a de la peine à faire entrer le nez entre les plaquettes si le ressort est assez fort. On pourrait, à la rigueur, y remédier en construisant une série de modèles variant suivant l'écartement des *yeux*. Les modèles actuels peuvent convenir dès maintenant à un certain nombre de personnes.

Nous avons dit que les lunettes possédaient des avantages incontestables ; mais le pince-nez est plus gracieux ; on peut l'ôter plus facilement et le mettre sur le nez avec une inclinaison quelconque. Nous devons, il est vrai, rappeler que dans les conditions actuelles de sa fabrication et en raison de l'insuffisance ordinaire des précautions des opticiens pour donner à leurs clients le modèle qui s'adapte le mieux à la conformation de leur tête, le pince-nez permet à l'un des verres de se placer plus haut que l'autre, et qu'à chaque instant il change son inclinaison par rapport à la ligne visuelle.

Le sujet, gêné par ces variations de position qui demandent des efforts fatigants de l'accommodation, ôte et remet constamment ces verres. Ainsi que le

disait un de nos amis, « si les yeux pouvaient parler,
ils protesteraient. »

Les lunettes dites *faces à main* sont très commodes

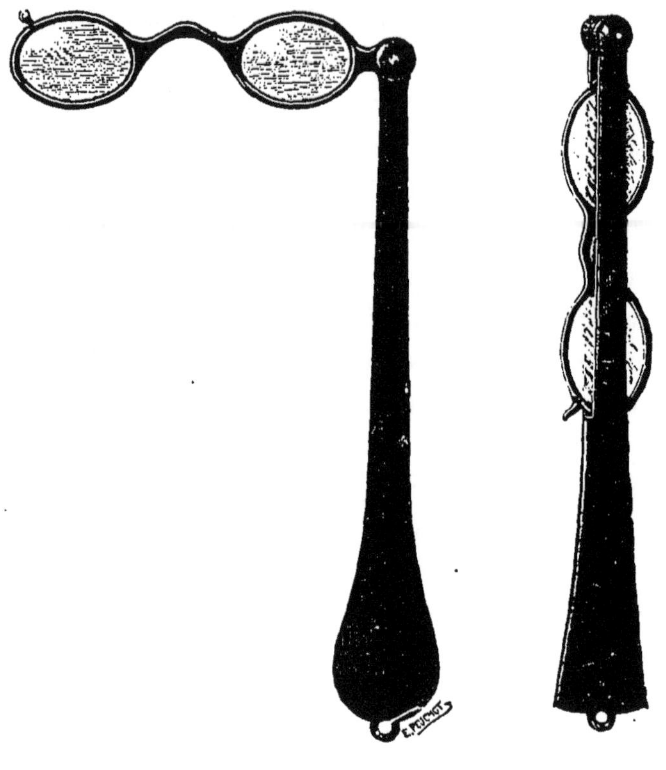

Fig. 56.   Fig. 57.
Faces à main.

pour les personnes qui n'ont besoin de verres que pour
regarder quelques instants, pour prendre un renseigne-
ment, etc. On les a recommandées aux écoliers myopes
afin qu'ils puissent les tenir dans la main gauche pour
regarder de temps en temps le tableau et immédiate-

ment après continuer à écrire sans lunettes, mais les
lunettes demi-lune dites lunettes de peintres sont préférables.

Le *monocle* ne doit être toléré que lorsqu'un œil est
perdu, ou qu'un seul a besoin d'un verre. Si les yeux
sont également bons, l'emploi du monocle tend à en

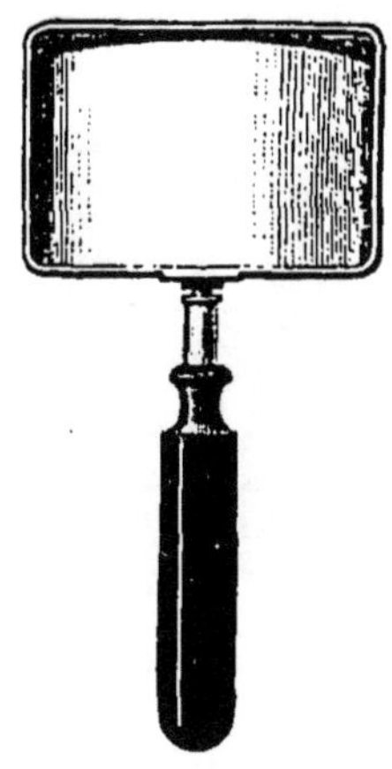

Fig. 58. — Loupe.

provoquer une différence et même une insuffisance musculaire.

Le monocle, généralement maintenu par un effort
musculaire entre l'arcade sourcilière et la pommette, est
quelquefois porté par les cavaliers, attaché par un écrou
au bord de leur chapeau. A l'aide d'une charnière, le
verre peut être tenu verticalement devant l'œil ou ra-
battu horizontalement sur le bord du chapeau. Ce système, quelque peu fantaisiste, ne remplace que bien

insuffisamment les lunettes à crochets, ou *riding spectacles* des Anglais.

Quand l'acuité visuelle est très mauvaise, il est quelquefois bon de recommander l'usage d'une loupe (fig. 58)
pendant la lecture pour agrandir les images.

Les myopes demandent souvent s'il y a des inconvénients à regarder au théâtre avec une *lorgnette* (fig. 59).
Nous pouvons répondre qu'en général on peut trouver

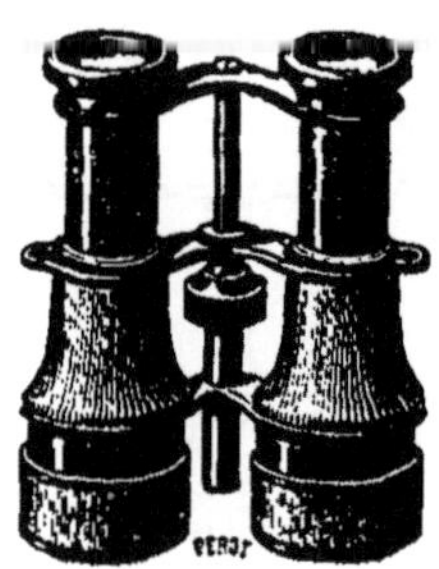

Fig. 59. — Lorgnette.

pour les myopes des lunettes qui leur permettent de
voir assez bien pour qu'ils n'aient pas besoin d'une lorgnette. Dans le cas où l'acuité visuelle est si mauvaise
ou la distance si grande, qu'on doit avoir recours à la lorgnette, le myope doit observer la précaution de mettre
la jumelle à un point un peu plus éloigné qu'il ne faudrait pour voir le mieux, c'est-à-dire de l'allonger. Par
ce moyen, il est sûr de regarder sans accommodation.
Pour les astigmates, il est bon parfois de confectionner
une jumelle à laquelle on adapte des verres cylindriques. Dans ce cas, afin d'être sûr que ces verres sont
bien placés, il est bon de prendre une jumelle *à branches*

courbes (fig. 59) dont la forme indique immédiatement le côté pour chaque œil.

Verres combinés.

Il est souvent désirable de porter des verres *super-posés*, c'est-à-dire placés l'un devant l'autre, se complétant l'un l'autre. Par exemple, un myope qui porte habituellement des verres concaves pour travailler, lire et écrire, pourra avoir une face à main à verres concaves

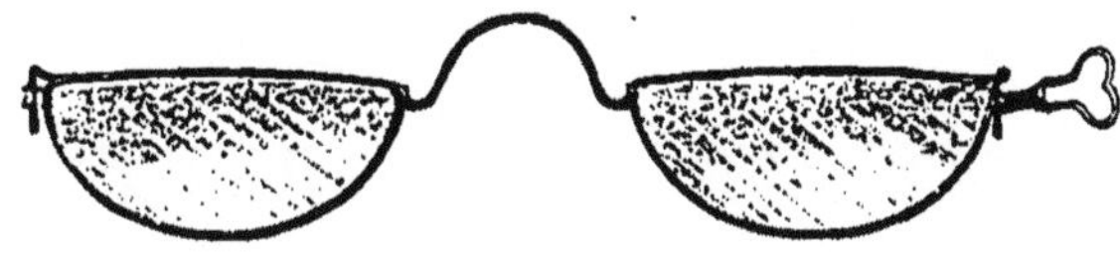

Fig. 60.

de deux ou trois dioptries, qu'il placera devant ses lunettes quand il voudra voir distinctement les objets éloignés. La force des deux verres ainsi combinés ne doit pas dépasser le degré de la myopie.

Une combinaison analogue peut être employée dans le cas de presbytie et d'hypermétropie. Toutefois les verres ajoutés doivent être dans le même plan que les autres, ce qui est si difficile à assurer, que nous recommandons ces verres sous caution.

Les verres complémentaires peuvent être superposés d'autre façon, par exemple au moyen d'une monture (fig. 60) à fixer aux lunettes mêmes par des sortes de crochets.

Verres à la Franklin.

L'idée première de cette invention revient à Benjamin Franklin qui, légèrement myope, avait besoin de verres concaves pour voir de loin, et de verres convexes pour voir de près. Franklin explique ainsi (1) son système :

« On conviendra généralement, je suppose, que la convexité propre à la lecture ne peut convenir pour

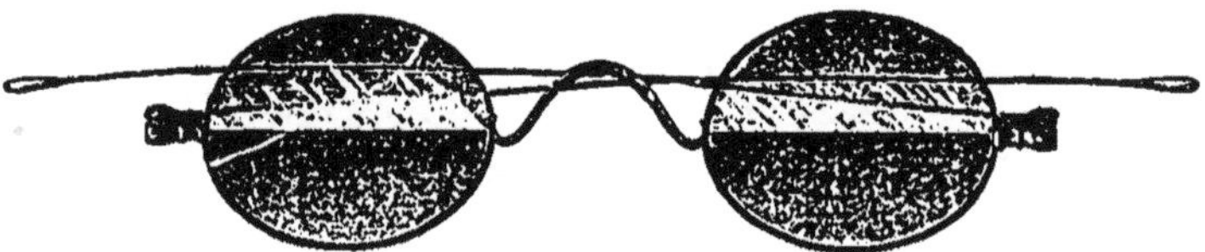

Fig. 61. — Lunettes à la Franklin.

voir à des distances plus éloignées. J'avais donc d'abord deux paires de lunettes que je changeais suivant l'occasion, parce qu'en voyageant, tantôt je lisais et tantôt je regardais le pays. Trouvant ce changement ennuyeux et ne pouvant presque jamais le faire assez promptement, je fis couper les verres et réunir dans la même monture une moitié de chacun des deux, ainsi qu'il suit (fig. 61). Par ce moyen, comme je porte constamment mes lunettes, je n'ai qu'à lever ou baisser les yeux, selon que je veux voir de loin ou de près. Je trouve cela d'autant plus commode, depuis mon séjour

(1) *OEuvres posthumes de Benjamin Franklin*, p. 173, cité par ARTHUR CHEVALIER, *Manuel de l'Étudiant oculiste*, p. 170.

en France, que les verres qui me conviennent le mieux à table pour voir ce que je mange ne peuvent me servir à voir les figures des personnes qui me parlent de l'autre côté de la table ; car, lorsque l'oreille n'est pas bien accoutumée aux sons d'une langue, le mouvement de la physionomie de celui qui parle aide à comprendre ; ainsi je comprends mieux le français, grâce à mes lunettes. »

Dans les premiers temps, on faisait les lunettes à la Franklin en coupant un verre en deux parties, suivant

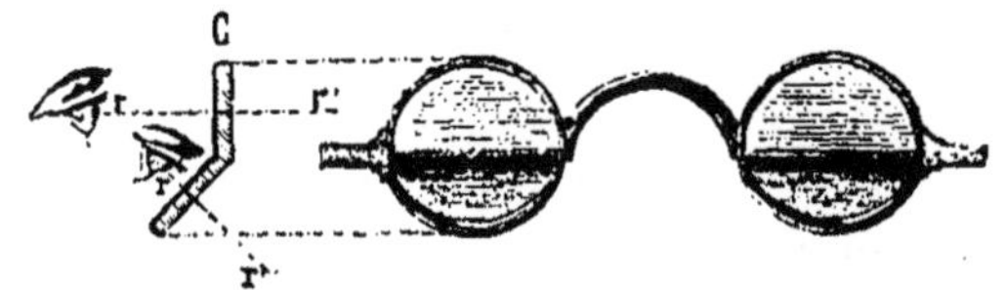

Fig. 62. — Verres à la Franklin, la partie inférieure inclinée.

une ligne qui passe par le centre optique, mais on reconnut bientôt que chaque segment doit être taillé dans un seul verre, de manière que le centre optique, sa meilleure partie, se trouve au milieu du segment. On peut aussi donner au segment inférieur une légère inclinaison, de façon que l'œil puisse voir directement au travers pendant la lecture (fig. 62). La position de la ligne de séparation a une certaine importance. En général, elle devra se trouver à peu près au niveau du bord inférieur de la pupille, quand les yeux regardent un objet éloigné.

Les lunettes à la Franklin ne sont pas sans plusieurs inconvénients ; elles sont disgracieuses ; la poussière s'insinue quelquefois entre les deux verres. Aussi a-t-on

cherché des verres qui, sans avoir ces désavantages,
aient les mêmes qualités.

Les verres *à double foyer* jouissent de cette double
propriété. Pour les obtenir, il suffit de travailler l'une
des surfaces d'un verre, de manière à lui donner une
courbure différente en bas et en haut (fig. 63). Mais,

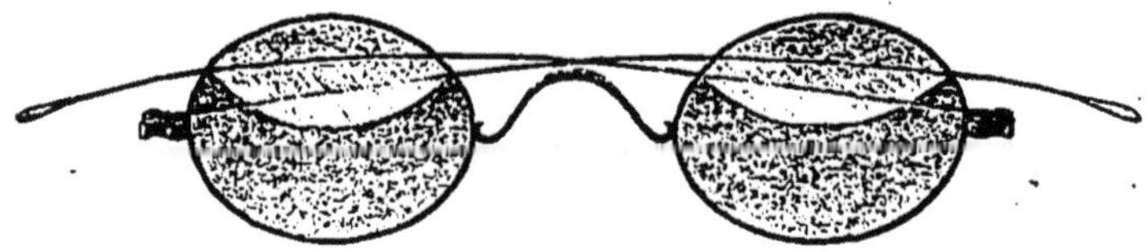

Fig. 63. — Verres à double foyer.

par suite de cette opération même, la ligne de démar-
cation, au lieu d'être droite, se trouve avoir la forme
d'un croissant, ce qui diminue un peu la surface de la
partie utile de l'un des deux segments.

Les lunettes à la Franklin et les verres à double foyer
sont d'un très grand secours pour les peintres et les
autres personnes qui ont besoin de verres différents pour
voir les objets rapprochés et les objets éloignés.

Il peut assez souvent être utile de recourir à des
combinaisons de verre encore plus compliquées : ainsi
l'on peut avoir sur un même verre des surfaces périscopiques, à double foyer, correctrices de l'astigmatisme
mixte et produisant un certain effet prismatique.

Procédés de retournement.

Il existe pour les personnes qui ne voient que d'un œil une manière de porter les verres extrêmement commode. On se sert de lunettes à nez X, à branches simples dans les yeux desquelles on met d'un côté un verre pour voir de loin, de l'autre un verre pour voir de près; de cette façon, il suffit de retourner les lunettes pour faire prendre, devant le bon œil, au verre désiré, la place de l'autre verre.

Conservation des lunettes.

Les verres qui ont le plus de tendance à se rayer sont les verres fortement convexes que portent les opérés de la cataracte : Mackenzie s'exprime ainsi à ce propos (1) : « Après avoir pourvu son malade de verres convenables, il faut le prémunir contre l'inconvénient des rayures qui, à cause de la proéminence des surfaces, sont très disposées à se produire. Les opérés qui quittent l'hôpital sont pourvus de deux paires de lunettes à foyers ordinaires; mais les étuis dans lesquels ils doivent les renfermer sont généralement si grossiers et si remplis d'aspérités à l'intérieur, qu'au bout de quelques mois, les centres des verres sont rayés, à tel point qu'ils ne peuvent presque plus rendre de services. Plutôt que de laisser ainsi traiter

____

(1) MACKENZIE, *Hints on cataract glasses*. London, 1865.

les lunettes, il vaut mieux conseiller à l'opéré de se fabriquer, en guise d'étui, un petit sac de drap ou de velours qui préviendra les raies. Les étuis de lunettes à cataracte que fabriquent les marchands, ne devraient pas s'ouvrir par une des extrémités, mais bien dans toute leur longueur, à l'aide d'une charnière, comme dans

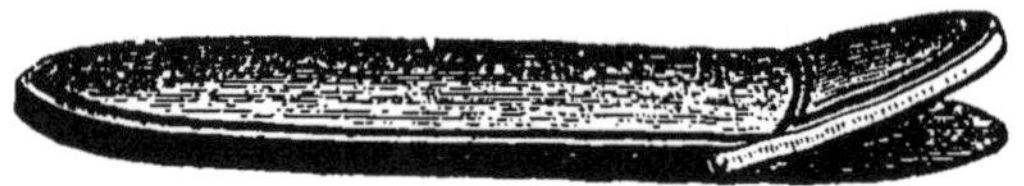

Fig. 61. — Étui à bascule pour lunettes.

les tabatières; de cette façon on pourrait y disposer les lunettes à plat, et on ne serait pas obligé de les enfoncer par l'une des extrémités, manière de faire qui ne

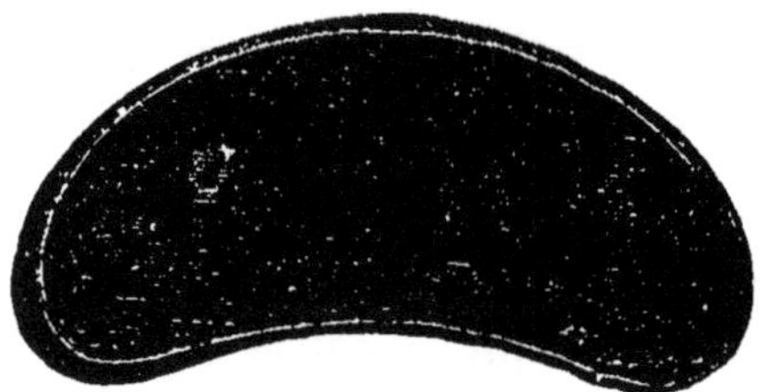

Fig. 63. — Étui forme haricot.

tarde pas à gâter les verres, à moins que l'étui ne soit partout soigneusement doublé de velours. »

Pour les lunettes à branches à crochets, les étuis un peu larges sont préférables (fig. 64); s'ils étaient trop étroits, les crochets se courberaient trop et risqueraient de se briser.

Le reploiement du pince-nez sur lui-même, pour le placer soit dans l'étui, soit dans la poche, est de nature à rayer les verres, surtout ceux qui sont convexes. On peut éviter le reploiement en employant un certain étui d'une forme spéciale dite : *haricot* (fig. 65).

On trouve quelquefois avantage à relier le pince-nez aux vêtements avec un cordon ; les cordons américains à ressort qu'on peut arrêter à plusieurs hauteurs peuvent être recommandés.

Il arrive assez souvent que le cordon ou le pince-nez lui-même, quand il est pendant, se prenne, à l'insu de la personne, après un objet saillant, et qu'un mouvement brusque occasionne la rupture du cordon et du pince-nez. Avec des cordons élastiques, on prévient facilement ces accidents ; car la secousse fait tendre le fil au lieu de le briser, et la résistance qu'il oppose avertit la personne du danger. Pour diminuer les risques, on peut encore porter des cordons très courts et accrocher le pince-nez à une agrafe fixée en haut du gilet ou du corsage.

Les chaînes en métal, en or par exemple, rendent des services analogues ; elles sont inusables, très résistantes, et peuvent être aussi fines et aussi légères que des cordons. On fait enfin des cordonnets de soie enveloppés extérieurement de fil métallique, généralement doré ; ils sont connus par les opticiens sous le nom de *cordons fil d'or*.

Quand on pose les lunettes sur une table, en mettant les branches ouvertes et horizontalement, les verres sont dans un plan vertical et ne risquent pas de se rayer.

Réparations.

De temps en temps, il est bon d'examiner les lunettes et les pince-nez pour s'assurer que les verres se trouvent toujours dans leur position normale. Il arrive fréquemment, en effet, que, par suite de l'usage ou d'accidents, des pièces de la monture se dérangent sans qu'on y prenne garde, et que les verres se trouvent en conséquence déplacés de façon qu'ils ne soient plus dans le même plan ou que leurs axes soient déplacés.

Si un verre sphérique s'échappe de la monture, on peut le replacer soi-même. Mais s'il arrive le même accident à un verre cylindrique, il faut confier la réparation à un opticien qui, au vu de la formule, connaîtra exactement le degré d'inclinaison qu'il est nécessaire de donner à l'axe.

Quand un verre se brise, et que l'opticien n'en trouve pas un autre d'épaisseur et de poids égaux, il vaut mieux abandonner le verre restant et faire poser deux nouveaux verres. On sera plus sûr ainsi d'avoir deux verres identiques.

CHAPITRE VI

OBSERVATIONS ET CONSEILS

Accoutumance.

Quand on commence à porter des verres, on éprouve certaines sensations plus ou moins gênantes, mais passagères. Les images des objets placés en arrière sont réfléchies par les parties latérales des verres; les vis des « glaces à griffe » et les *yeux* peuvent s'interposer entre l'œil et l'objet regardé, etc. Mais, bientôt, on apprend naturellement à regarder par la partie centrale des verres et à ignorer les reflets latéraux et les obstacles périphériques. Il en est un peu différemment pour les verres concaves et les verres convexes. Quand on se sert des premiers pour la première fois, il semble en marchant que la partie du sol vue au-dessous du bord inférieur des verres s'enfuit plus vite que celle vue à travers le verre; il en résulte une certaine sensation de vide, qui peut faire croire qu'on met le pied dans un fossé. Avec des verres convexes, le sol peut paraître bombé. Dans l'un et l'autre cas, ce phénomène résulte de ce que les objets regardés à travers les verres et ceux regardés au-dessous sont vus sous des angles différents. Les verres concaves rapetissent, les verres convexes agrandissent les objets. Plus les verres sont forts et éloignés de l'œil, plus ces phénomènes se font sentir. Mais, en général, il suffit de quelques jours pour s'y habituer. Quand, par extraordinaire, ils persistent en raison de la force exceptionnelle des verres, comme chez les opérés de la cataracte, on peut avoir recours aux verres périscopiques, ronds, au moins dans la partie inférieure.

Dans les verres concaves, les objets regardés à travers la partie périphérique peuvent sembler doubles parce que l'œil les distingue en même temps à travers le verre et en dehors de celui-ci. Dans les verres convexes, au contraire, les objets regardés à travers la même zone, ou un peu en dehors de cette zone, ne sont pas distingués; cela s'explique par l'action prismatique des bords des lentilles, qui, dans ce cas, a pour effet de jeter les objets en dehors, tandis que, dans le cas précédent, ceux-ci sont jetés en dedans. Nous devons dire toutefois que, quand les verres sont bien placés, ces phénomènes n'apparaissent que rarement; bien des personnes ne les observent jamais.

Du reste, si l'on porte constamment des verres, on prend inconsciemment l'habitude de tourner la tête de manière à voir en face des objets regardés, et à éviter ainsi la plupart des inconvénients du genre de ceux que nous venons de signaler.

On observe assez souvent que quand on change, pour une cause ou pour une autre, sa paire de lunettes ou son pince-nez, on éprouve, en commençant à porter les verres neufs, quoique du même numéro et aussi identiques que possible, une certaine gêne. Cela vient probablement de ce que l'identité n'est pas absolue, par suite d'une différence dans le centrage et le degré d'inclinaison.

Dans certains cas d'hypermétropie, on a l'occasion, pour faire reposer le muscle ciliaire, de prescrire en permanence des verres convexes qui ont pour effet d'obscurcir au commencement les images des objets éloignés; le malade doit en être prévenu pour qu'il ne se rebute pas.

Il arrive souvent que des personnes astigmates sans le savoir, et portant, pour corriger un autre défaut optique, des verres sphériques, les inclinent inconsciemment de manière à corriger plus ou moins leur astigmatisme; quand, leur astigmatisme venant à être découvert, on leur prescrit des verres sphéro-cylindriques, elles ont naturellement une tendance à donner à ces nouveaux verres la même inclinaison qu'aux anciens; mais alors, l'effet de cette inclinaison se surajoutant à l'effet des verres cylindriques, il y a une surcorrection nuisible qu'il faut empêcher. Aussi ne saurait-on trop prévenir ces personnes d'avoir à porter leurs nouveaux verres dans la position normale.

Quand on porte pour la première fois des verres cylindriques dont les axes ne sont pas symétriques, c'est-à-dire n'ont pas la même inclinaison sur l'horizon et par rapport à la ligne médiane verticale de la face, les objets vus au travers paraissent quelquefois désagréablement déformés; par exemple, les pages d'un livre semblent bombées ou creuses. Green explique ainsi ce phénomène (1) :

« Une lentille cylindrique convexe ou concave, servant à corriger l'astigmatisme, allonge ou raccourcit simplement l'image rétinienne dans une direction perpendiculaire à l'axe de la lentille; la relation des deux diamètres de l'objet paraît ainsi altérée, un cercle semblant allongé ou raccourci en ellipse, etc. La déformation ainsi produite dans l'astigmatisme régulier, quand la direction des deux méridiens se trouve être asymétrique pour les deux yeux, peut provoquer dans les deux images rétiniennes une différence assez grande pour créer un grand nombre d'illusions stéréoscopiques provenant de la fusion des deux images rétiniennes dans la vision binoculaire. » Avec le temps toutefois ces illusions disparaissent.

Quant aux verres à double foyer, on observe au commencement des effets désagréables quand la pupille se trouve en face de la séparation; on apprend bien vite à éviter cette position du regard.

---

(1) John Green, *Reference Handbook of the Medical sciences*, p. 508. art. Spectacles.

Conseils.

1° *Pour l'enfance.* — Il est d'une extrême importance de corriger les défauts optiques qui, par ignorance ou par négligence, peuvent s'aggraver au détriment de l'œil, ou causer des troubles symptomatiques. Nous allons donc passer en revue ces défauts et examiner le plus ou moins de convenance de les corriger suivant l'âge des personnes.

Ainsi que nous l'avons dit dans un chapitre spécial, l'hypermétropie n'augmente pas, mais elle cause des troubles locaux qui ne sont pas sans gravité. On remarque, par exemple, chez l'enfant hypermétrope, des maux de tête, des troubles visuels dont les parents cherchent en vain l'origine. Dans les cas très caractérisés, l'enfant rejette les livres, il ne montre aucune disposition pour le travail intellectuel; son éducation peut même être ainsi compromise si on ne lui donne à temps des verres convenables. L'hypermétropie existe également chez les riches et chez les pauvres; mais elle trouve chez les pauvres des sujets.chez qui les symptômes se font sentir davantage. En effet, l'hypermétropie fatigue principalement le muscle ciliaire; et chez les enfants mal nourris, ce muscle supporte moins bien cette fatigue; le reste du corps ayant moins de résistance, les troubles locaux sont aussi plus pénibles. En prévenant la fatigue de l'œil, les verres appropriés font à beaucoup d'enfants un bien inestimable. Si les symptômes sont persistants, il faut porter les verres correcteurs d'une manière constante pendant plusieurs années.

Ces dernières observations s'appliquent également à l'astigmatisme. Quant au strabisme, qui accompagne souvent l'hypermétropie, l'emploi constant des verres correcteurs de celle-ci amène quelquefois la guérison.

Chez les enfants, la myopie est généralement assez faible pour qu'ils puissent lire sans verres à distance convenable. Mais pour prévenir le progrès de l'affection, il est nécessaire de prendre un certain nombre de précautions : les livres devront être en gros caractères, bien imprimés, et bien éclairés de façon que l'enfant ne soit pas tenté de trop les rapprocher. On devra éviter le travail du soir à la lumière artificielle et la position inclinée de la tête en lisant. Le travail devra être interrompu de temps en temps pour permettre aux yeux de se reposer en regardant les objets éloignés.

Le point capital est de maintenir le livre ou l'ouvrage à une distance d'au moins 30 centimètres ; toutes les autres prescriptions n'ont d'autre but que de faire observer celle-là. Ce que nous disons de la lecture s'applique aussi à l'écriture : la tentation de trop s'approcher est même alors plus grande ; elle doit être réprimée avec d'autant plus de sévérité. Les parents ne sauraient exercer à ce sujet une surveillance trop active sur leurs enfants. Ils s'imaginent souvent que parce que la myopie est héréditaire dans leur famille, leurs enfants doivent nécessairement devenir aussi myopes qu'eux. Ils se trompent absolument. Il ne tient qu'à eux de conserver à leurs enfants une vue relativement bonne en leur imposant l'observation des règles précédentes et en les confiant à un oculiste sitôt qu'ils s'aperçoivent que, même dans ces conditions, l'enfant ne peut plus lire à la distance indiquée. Avant cette époque, il sera souvent bon, surtout si les parents sont déjà myopes, de conduire l'enfant à l'oculiste qui pourra découvrir la myopie à son début et prescrire de plus minutieuses précautions. Dans beaucoup de cas, l'oculiste prescrira des verres correcteurs de la myopie pour permettre de bien voir à distance, par exemple, de distinguer ce que le maître écrit sur le tableau noir.

2° *Adolescence.* C'est de dix à vingt ans que les yeux sont le plus exposés à la fatigue, et que la myopie a plus de tendance à augmenter, c'est alors que se manifestent avec le plus d'intensité les symptômes de l'hypermétropie et de l'astigmatisme, souvent accompagnés de troubles dans la santé générale. Il ne manque pas d'exemples de jeunes gens renvoyés des écoles ou des usines et manufactures à cause d'une prétendue incapacité résultant uniquement d'une erreur de réfraction qui ne leur permet pas de s'acquitter de leur besogne à la satisfaction de leurs maîtres, et qu'il serait facile de corriger au moyen de verres. Il importe donc de s'assurer exactement de l'état des yeux des jeunes gens chez qui se révèlent des symptômes de nature à faire soupçonner un état maladif de l'œil, et, sitôt que la condition anormale de la réfraction est reconnue, de prescrire des verres nécessaires et l'hygiène appropriée. Rien n'est plus imprudent que de choisir des verres soi-même, ou de confier ce soin à des personnes incompétentes ; nous ne saurions nous élever avec trop d'énergie contre la manie de vendre indistinctement des verres concaves aux myopes et aux personnes que l'on suppose trop hâtivement être myopes ; dans le premier cas, il est rare que le numéro choisi soit le bon, et un numéro mal choisi est pire que rien ; dans le second cas, l'usage des verres concaves peut être une cause de très grande fatigue de l'accommodation, car les myopes supposés sont souvent simplement hypermétropes ou astigmates.

3° *Age adulte.* De vingt à quarante ans, la myopie qui n'est pas déjà très avancée a bien des chances de rester stationnaire. Toutefois on ne doit pas cesser d'observer les précautions prescrites.

L'accommodation s'affaiblissant avec l'âge, l'hypermétrope devient presbyte de bonne heure et se voit forcé de se servir de verres convexes ; l'hypermétropie ne se découvre très souvent que pendant cette période. Il en est de même de l'astigmatisme.

4° *Après 45 ans,* tout le monde peut se considérer comme ayant besoin de verres. En effet, toutes les personnes qui ne sont pas myopes sont devenues presbytes à cet âge. Les personnes qui n'ont souffert jusque-là d'aucun trouble visuel peuvent choisir elles-mêmes sans grand inconvénient les verres de presbyte devenus utiles. Ce sont les seules qui puissent se permettre de choisir elles-mêmes leurs verres ; mais même alors il serait préférable pour elles de se faire examiner avec soin, car leurs yeux pourraient se trouver dans une condition pathologique qu'il serait bon de reconnaître sans retard; il pourrait également exister un astigmatisme dont la correction améliorerait sensiblement l'acuité visuelle.

Il est d'une extrême importance de n'acheter les verres de lunettes que de toute première qualité et chez des opticiens d'une compétence éprouvée. Il est désirable que les verres soient présentés ensuite à l'oculiste qui les a prescrits afin qu'il s'assure qu'il n'y a pas eu d'erreur.

Le malade doit se conformer exactement aux prescriptions de l'oculiste, non seulement pour le numéro, mais aussi pour la forme des verres; il ne doit jamais, par fantaisie ou coquetterie, choisir une autre monture que celle qui lui a été indiquée. L'opticien ne doit jamais non plus se prêter à des caprices de ce genre dont le résultat peut être de compromettre très gravement le but poursuivi.

Les verres une fois choisis, ils doivent être portés exactement comme il a été prescrit; il faut éviter soigneusement de leur donner ou de leur laisser prendre une position oblique.

Le myope doit bien se pénétrer de l'idée que ses verres correcteurs, pour la distance, ont pour but de lui faire voir le monde extérieur tel qu'il apparaît aux autres personnes, de contribuer à son agrément, et, s'il est jeune, à son éducation, et qu'il peut les mettre de côté sans danger pour ses yeux, et sans autre inconvénient que d'être privé de l'agrément qu'ils lui procuraient. Il n'en est pas ainsi des verres pour voir de près; ceux-ci ont pour but d'empêcher les progrès de la myopie, et ne peuvent être négligés sans danger.

Enfin, nous tenons à répéter, et c'est par là que nous terminerons ces observations, que le malade doit être le meilleur collaborateur du médecin; il doit se rendre un compte exact de la portée des conseils qui lui sont donnés; il doit s'y conformer scrupuleusement, sous peine de perdre tout le fruit qu'il pouvait légitimement espérer du traitement prescrit.

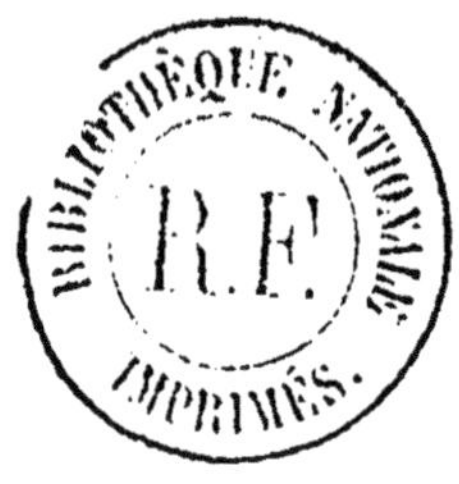

Table de concordance entre les numéros en dioptries et les numéros en pouces.

NUMÉROS en DIOPTRIES.		NUMÉROS en POUCES.
0,25	=	144
0,5	=	72
0,75	=	48
1,	=	40
1,25	=	30
1,5	=	26
1,75	=	24
2,	=	20
2,25	=	18
2,5	=	16
2,75	=	14
3,	=	13
3,25	=	[illegible]
3,5	=	11
4,	=	10
4,5	=	9
5,	=	8
6,	=	7
7,	=	6
8,	=	5
9,	=	4 1/2
10,	=	4
11,	=	3 1/2
12,	=	3 1/4
13,	=	3
14,	=	2 3/4
16,	=	2 1/2
18,	=	2 1/4
20,	=	2